"十四五"国家重点出版物出版规划项目

国家临床医学研究协同创新战略联盟权威推荐

健康中国·疾病管理丛书

老年衰弱综合征
管理手册

主编　董碧蓉

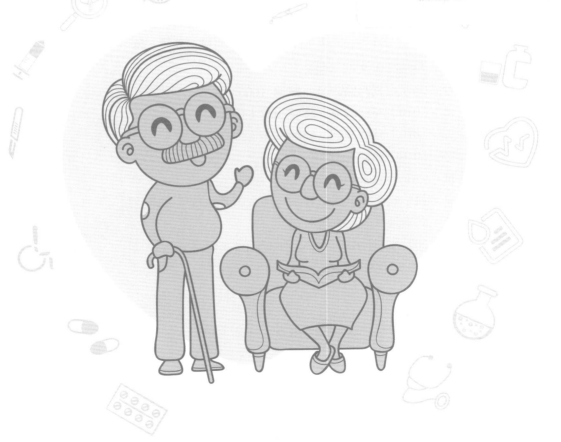

科学技术文献出版社

SCIENTIFIC AND TECHNICAL DOCUMENTATION PRESS

·北京·

图书在版编目（CIP）数据

老年衰弱综合征管理手册 / 董碧蓉主编.—北京：科学技术文献出版社，2024.4
ISBN 978-7-5235-0876-3

Ⅰ.①老…　Ⅱ.①董…　Ⅲ.① 老年病—综合征—防治—手册　Ⅳ.① R592-62

中国国家版本馆 CIP 数据核字（2023）第 202275 号

老年衰弱综合征管理手册

策划编辑: 蔡　霞　邓晓旭　责任编辑:吴　微　责任校对:张　微　责任出版:张志平

出　版　者　科学技术文献出版社
地　　　址　北京市复兴路15号　邮编　100038
编　务　部　（010）58882938，58882087（传真）
发　行　部　（010）58882868，58882870（传真）
邮　购　部　（010）58882873
官 方 网 址　www.stdp.com.cn
发　行　者　科学技术文献出版社发行　全国各地新华书店经销
印　刷　者　北京地大彩印有限公司
版　　　次　2024年4月第1版　2024年4月第1次印刷
开　　　本　710×1000　1/16
字　　　数　137千
印　　　张　13.25
书　　　号　ISBN 978-7-5235-0876-3
定　　　价　59.80元

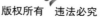

健康中国·疾病管理丛书
编委会

名誉主编

赵玉沛

编　　委（按姓氏笔画排序）

编委会办公室

主　　任　张澍田

副 主 任　尤　红　孔媛媛

秘　　书　刘　茉　焦　月　王　沛

《老年衰弱综合征管理手册》
编委会

主　编　董碧蓉

副主编　曹　立

编　委（按姓氏笔画排序）

　　　　　邓灵慧　　左志良　　乔闰娟　　刘怡欣　　刘艳明

　　　　　刘晓蕾　　孙雪莲　　肖　春　　肖宇婷　　张　妍

　　　　　林　旭　　周黎行　　赵云利　　胡凤娟　　赵婉丰

　　　　　秦　丹　　贾淑利　　彭旭超　　葛美玲　　程　睿

绘　图　卢禾青

健康中国·疾病管理丛书
总序

　　健康是促进人的全面发展的必然要求，是人生命之所系，是全体人民的最大财富。一人健康是立身之本，人民健康是立国之基，对中国极具现实和长远意义。习近平总书记在全国卫生与健康大会上强调，没有全民健康，就没有全面小康，要把人民健康放在优先发展战略地位，努力全方位全周期保障人民健康。为积极应对当前突出健康问题，采取有效干预措施，进一步提高人民健康水平，中共中央、国务院制定《"健康中国 2030"规划纲要》，从"五位一体"总体布局和"四个全面"战略布局出发，对当前和今后一个时期更好保障人民健康做出了制度性安排。党的二十大再次强调推进健康中国建设，明确指出人民健康是民族昌盛和国家强盛的重要标志，把保障人民健康放在优先发展的战略位置。

　　习近平总书记在科学家座谈会上将"面向人民生命健康"列为科技工作的"四个面向"之一，为我国医学科技工作提供了根本遵循。历史和现实都充分证明，卫生健康事业发展必须依靠科技创新的引领和推动，保障人类健康离不开科学发展和技术创新。在中国科学院第十九次院士大会、中国工程院第十四次院士大会上，习近平总书记提出，中国要强盛、要复兴，就一定要大力发展科学技术，努力成为世界主要科学中心和创新高地。党的十八大以来，为推动医药卫生科技事业发展，我国着力完善国家创新体系，国家临床医学研究中心作为国家级科技创新基地形成系统布局，在集聚医学创新资源、优化组织模式等方面发挥了积极作用，是卫生与健康领域贯彻落实全国科技创新大会精神的重要举措，整体推进了我国医学科技发展、加快了医学科技成果临床转化和普及推广。

科技创新是科学普及的源头所在，科学普及是科技创新成果的最广泛转化，开展科普可极大推动科研的进步与创新。习近平总书记强调，"科技创新、科学普及是实现创新发展的两翼，要把科学普及放在与科技创新同等重要的位置。"健康中国战略提出，科学普及健康知识，提高全民健康素养水平，是提高居民自我健康管理能力和健康水平最根本、最经济、最有效的措施之一。

为进一步加强健康科普内容的开发与传播力度，提升民众健康素养，促进科技创新，由科技部、国家卫生健康委、中央军委后勤保障部和国家药监局等部门牵头，国家临床医学研究协同创新战略联盟秘书长单位（首都医科大学附属北京友谊医院）组织，联合各国家临床医学研究中心编写出版"健康中国·疾病管理"丛书。

丛书充分发挥各国家临床医学研究中心的特色及学科优势，由多名院士、院长及知名专家领衔编写，聚焦人民群众常见的健康及疾病问题，以常见病种为单位，独立成册。每本书深入浅出地从预防、诊断、治疗、康复和问答等五个方面介绍了疾病相关知识，使读者可以充分了解疾病，建立科学健康观念，做到疾病的早预防、早发现、早诊断、早治疗，改善疾病预后，延长健康寿命年，更好地享受健康幸福生活。丛书注重科学性、实用性及原创性，力争成为国家临床医学研究中心彰显前沿、科学、权威形象的重要窗口以及公众获取健康科普知识的有效渠道。

　　未来，各国家临床医学研究中心将不断编写分册，纳入更多疾病种类，使更多读者受益。希望相关机构可以紧追信息化时代潮流，利用移动端、电视、广播、互联网等平台，广泛促进"健康中国·疾病管理"丛书在学校、社区及农村的传播，多层次、多渠道地惠及广大公众，帮助其树立科学、先进的健康理念，掌握科学的健康方法和知识，推动健康科普知识的全民普及，共享科技发展成果。

　　本丛书凝聚了各国家临床医学研究中心、各位专家学者和科技工作者的智慧、经验和汗水，借此机会向你们致以衷心的感谢和诚挚的敬意！站在中国发展进程的关键时期，我们迎来"十四五"规划的新征程。

"十四五"是我国开启全面建设社会主义现代化国家新征程的第一个五年，更是推动我国科技创新及卫生健康事业高质量发展的重要历史机遇期。希望医学科普工作立足前沿，坚持发展创新，为推动健康中国建设、实现中华民族伟大复兴的中国梦贡献更大的力量！

科技部社会发展科技司

2023 年 2 月

健康中国·疾病管理丛书
推荐序

2021 年 3 月，习近平总书记在福建省三明市调研时指出，健康是幸福生活最重要的指标，健康是 1，其他是后面的 0，没有 1，再多的 0 也没有意义。"健康是 1"彰显了中国共产党始终不变的"为中国人民谋幸福，为中华民族谋复兴"的初心使命，饱含着以习近平同志为核心的党中央"始终把人民生命安全和身体健康放在第一位"的深沉真挚的人民情怀。

为进一步科学普及健康知识，提高全民健康素养水平，由科技部、国家卫生健康委、中央军委后勤保障部和国家药监局等部门牵头，国家临床医学研究协同创新战略联盟秘书长单位（首都医科大学附属北京友谊医院）组织，联合各国家临床医学研究中心编写"健康中国·疾病管理"丛书。

丛书由各领域知名专家领衔编写，聚焦人民群众常见的健康问题，根据常见病种分类独立成册，充分发挥各国家临床医学研究中心的特色及学科优势，从预防、诊断、治疗、康复和问答等五个方面介绍疾病相关知识，使读者可以充分了解疾病，树立健康观念，做到早预防、早发现、早诊断、早治疗，为改善疾病预后、延长健康寿命年提供了重要参考。

丛书凝聚了各国家临床医学研究中心及各位专家学者的智慧、经验和汗水，在此向你们致以衷心的感谢和崇高的敬意！站在"两个一百年"的历史交汇点上，相信医学科技工作者能够立足前沿，坚持发展创新，为推动健康中国建设、实现中华民族伟大复兴的中国梦贡献智慧和力量！

中华医学会会长

中国科学院院士

北京协和医院名誉院长

2023 年 2 月

前　言

　　随着我国社会老龄化进程的发展，每个人都渐渐发现，我们周围越来越多的亲人、朋友都步入了老年人的行列，在城市社区和农村，看到老年人的身影越来越多。2019 年，我国 65 岁以上老年人口占中国总人口的 12.6%，60 岁以上老年人比例已经高达 18.1%。在未来的数年中，我国 65 岁以上老年人口数目将迎来快速增长。如何照顾好这样庞大的老年人群，不仅是医疗卫生工作者的责任，也是社会各界、家庭和老年人自身关注的问题。

　　对老年人影响最大的健康问题包括疾病和功能状态两大方面。疾病和人的功能状态相互关联但不能等同。在慢性疾病状态下，老年人仍然有可能保持良好的功能状态，享受积极美好的晚年生活。对高龄老年人功能状态产生普遍影响的老年综合征，就是"衰弱"。衰弱这一术语，对应的是"frailty"这一英文名词。它描述的是老年人以体力活动为主的功能状态下降和对应激事件应对能力下降的状态。这一状态伴随年龄增加而患病率增高，它代表了老年人自我照顾能力的下降，也代表了老年人承受各类打击下容易发生不良事件的风险。当我们认识衰弱，及早管控，就能尽可能维持日常生活能力，减少风险。衰弱在高龄老年人中非常常见，然而我国人民群众对衰弱的认识远远不及对常见慢性疾病的了解。大众对衰弱的认识远远不如对常见慢性病的了解。

为了让大众更多地了解衰弱，认识衰弱对老年人的危害，学会管理衰弱，华西医院老年医学中心的作者们编撰了本书，希望对读者有所帮助。

本书围绕衰弱老年人健康相关的常见问题，从如何自我评价是否衰弱开篇，先后介绍了衰弱老年人的生活方式干预、常见慢性疾病管理中的注意点、住院治疗和检查中的注意事项等，一步步引导读者了解衰弱和衰弱的日常应对策略，能够起到解疑释惑的作用。本书的编撰，以最新和权威的医学观点为依据，客观地传递科学的观点。本书以通俗易懂的笔调进行撰写，力求让普通读者也能通过轻松的阅读理解老年人衰弱的重要性和管理方法。

本书编写小组由一群年轻的老年医学医生执笔完成，他们在国家老年疾病临床医学研究中心平台的支持下，通过多次讨论制定提纲和修订稿件，历时数月，希望带给读者实实在在的帮助。感谢他们认真、严谨的工作。感谢科学技术文献出版社支持本书出版，推动科学的老年人健康管理。

欢迎各位读者和同行对本书提出反馈意见和建议，帮助我们改进。

董碧蓉

目 录 •••••••••••••••••••••••••• CONTENTS

第一篇
认识衰弱

第一章　衰弱是一种病吗？

　　春天小区里有两位75岁的老年人，王爷爷和李婆婆。王爷爷虽然患有冠心病、高血压、慢性肾功能不全，但是他喜欢运动，每天坚持散步，吃饭好，睡眠好。而李婆婆最近感觉体力越来越差，常常不愿意出门，感觉做什么事情都力不从心，一年来体重下降了5 kg，去医院做了一系列检查，各项指标并没有多大异常，糖尿病、冠心病、高血压、慢性阻塞性肺疾病这些常见病都没有。那么，王爷爷和李婆婆谁的身体更健康呢？一般人往往会觉得，王爷爷病多，健康状况更差；而李婆婆不过是老了，显得虚弱，她的重要脏器没什么严重问题。然而，从现代老年医学的角度看，这两位老年人都需要关注。王爷爷的慢性疾病如果管理不当，会带来长期损害。而李婆婆这样的老年人，虽然目前没有器质性疾病，但躯体功能很差，生活品质还不如有多种疾病的王爷爷。李婆婆的表现被称为"衰弱"。

　　那李婆婆的状况是一种病态吗？衰弱是一种病吗？

　　很多人觉得年龄增长带来的体力下降是正常的生理现象。其实，衰弱并非是一种生理现象，而是一种病态，是"衰弱综合征"的简称。

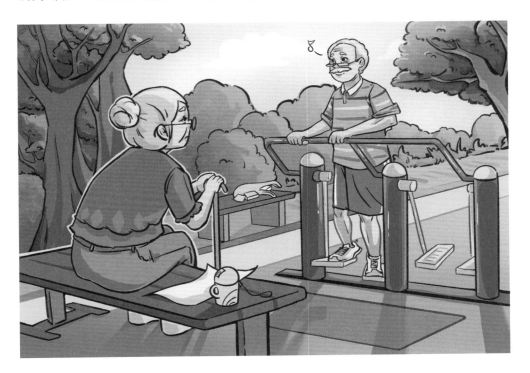

什么是衰弱综合征？

　　衰弱综合征是一种与增龄相关的，对疾病或其他打击的抵抗力明显下降的状态。衰弱的本质是老年人生理储备下降或多系统功能的异常，在外界较弱的打击下即可引起一系列不良临床事件，这又被称为"易损性增加"。这些不良事件包括跌倒、感染、失能、住院，甚至死亡等负性健康结局。衰弱对于老年人能否保持独立的、高质量的生活有着重要的意义。衰弱与健康人之间，没有截然的分界，介于衰弱与健康人之间的状态，被称为衰弱前期。国外研究发现，65 岁以上人群中衰弱患病率为 7.0%，衰弱前期患病率为 44.0%，80 岁以上老年人衰弱状态为 15.0% ～ 50.0%，90 岁以上老年人比例则高达 30.0% ～ 40.0%。我国研究发现，60 岁以上居家老年人中，10% 患有衰弱。2020 年西部多民族调查研究结果表明，我国西部地区 60 岁以上的社区老年人群中 6.8% 的老年人患有衰弱。

衰弱综合征有什么表现？

衰弱老年人往往存在不明原因的疲乏，容易发生跌倒，在生病时容易发生谵妄（一种急性的"意识模糊"状态），他们照顾自己的能力时好时坏。照顾自己的能力指的是行走、上楼梯、洗澡、吃饭、上厕所等基本的生活能力，衰弱老年人由于身体状态的波动，这些基本的生活能力有时勉强维持有时需要帮助，即波动性失能。以上这些表现就是衰弱的四大临床表现：疲乏、跌倒、谵妄和波动性失能。

出现衰弱的四大临床表现一定只是衰弱吗？

虽然疲乏、跌倒、谵妄和波动性失能是衰弱的常见表现，但这些表现也会出现在其他情况下，它们和衰弱不是一一对应的关系。也就是说，出现上面的表现，还需要仔细甄别其他原因。当排除了别的原因，我们才能认为这些症状是衰弱综合征的表现。其他原因和衰弱也可以同时存在于一个人身上。例如，一位老年人出现不明原因的体重下降、伴有明显乏力、活动能力下降，同时还有情绪低落、兴趣减退。这时他应该去医院就诊，寻找各种器质性疾病的证据，还应评估和收集老年期抑郁和衰弱综合征的诊断依据。一位老年人在发烧后出现谵妄，提示他可能是衰弱的患者，但谵妄的发生，一定有其他的急性诱因，例如感染、脱水、疼痛等。一旦出现这些急性的诱因，需要立即就医，以免延误救治时机。

衰弱对老年人有什么危害？

衰弱的老年人好比"纸糊的船"，外表看起来完好无损，但这艘船却经不起风浪。衰弱老年人耐受各种应激事件的能力很差。这些应激事件不但包括跌倒、创伤、感染、急性病和手术，还包括精神压力和情绪波动。衰弱老年人和健康成年人相比，在这些应激事件下发生健康不良事件的概率大大增加，各种不良事件会像倒下的多米诺骨牌一样，接踵而至。一个典型的例子是，原来身体看不出有什么大毛病的老年人，因为跌倒发生骨折，即便及时手术，术后恢复时间也大大长于健康成年人，而且更容易发生肺部感染、下肢静脉栓塞等并发症。虽然最终骨折愈合，但是躯体功能经过打击，再也回不到跌倒前的体能状态。

衰弱和其他慢性疾病有什么关系？

老年人的衰弱和慢性疾病密切相关。一方面，衰弱可以是一系列慢性疾病、一次急性事件或严重疾病的后果；另一方面，衰弱加重一些慢性疾病的风险，恶化慢性疾病的结局。患有慢性疾病的老年人中，衰弱的患者比不衰弱的患者生活质量更差，疾病预后更差。本书的不少章节阐述了老年人常见慢性疾病和衰弱的关系，并将详细介绍慢病患者如何管理衰弱、在衰弱的情况下该如何进行疾病管理。适当的管理方案，能够改善衰弱，还能够明显地改善慢性病的进展和预后。

小贴士

- 衰弱是一种衰老的过程中常常发生的病态。
- 衰弱老年人表现为疲乏、容易跌倒、容易谵妄，以及常常出现波动性失能。
- 衰弱使老年人承受应激的能力大大下降，生活质量严重下降。
- 衰弱与慢性病相互促进，而适当的管理可以很好地改善疾病和生活质量。

（刘晓蕾）

参考文献

[1] CLEGG A，YOUNG J，LLIFFE S，et al. Frailty in elderly people [J]. Lancet，2013，381（9868）：752-762.

[2] MORLEY J E，HAREN M T，ROLLAND Y，et al. Frailty[J]. Med Clin N Am，2006，90（5）：837-847.

[3] Chinese Society of Geriatrics. Chinese experts consensus on assessment and intervention for elderly patients with frailty [J]. Chin J Geriatr，2017，36（3）：251-256.

[4]　LAMBERT C P，EVANS W J. Adaptations to aerobic and resistance exercise in the elderly[J]. Rev Endocr Metab Disord，2005，6（2）：137-143.

[5]　VILLAREAL D T，BANKS M，SIENER C，et al. Physical frailty and body composition in obese elderly men and women[J]. Obe Res，2004，12（6）：913-920.

[6]　EHSANI A A，SPINA R J，PETERSON L R，et al. Attenuation of cardiovascular adaptations to exercise in frail octogenarians [J]. Appl Physiol，2003，95（5）：1781-1788.

[7]　VILLAREAL D T，CHODE S，PARIMI N，et al. Wight loss，exercise，or both and physical function in obese older adults [J]. N Engl J Med，2011，364（13）：1218-1229.

[8]　EVANS E M，RACETTE S B，PETERSON L R，et al. Aerobic power and insulin action improve in response to endurance exercise training in healthy 77-87 yr olds [J]. J Appl Physiol，2005，98（1）：40-45.

[9]　LIU C J，LATHAM N K. Progressive resistance strength training for improving physical function in older adults [CD]. Cochrane Database Syst Rev，2009，2009（3）：CD002759.

[10]　PAHOR M，BLAIR S N，ESPELAND M，et al. Effects of a physical activity intervention on measures of physical performance：results of the lifestyle interventions and independence for Elders Pilot （LIFE-P） study [J]. J Gerontol A Biol Sci Med Sci，2006，61（11）：1157-1165.

[11]　COELHO-JÚNIOR H，RODRIGUES B，UCHIDA M，et al. Low protein intake is associated with frailty in older adults：a systematic review and meta-analysis of observational studies [J]. Nutrients，2018，10（9）：1334.

[12]　CHENG Y Y. Brief introduction to the revised 2013 edition of Reference Intake of Dietary Nutrients for Chinese Residents [J]. J Nutrition，2014，36（4）：313-317.

[13]　KOJIMA G，AVGERINOU C，ILIFFE S，et al. Adherence to mediterranean diet reduces incident frailty risk：systematic review and meta analyis [J]. J Am Geriatr Soc，2018，66（4）：783-788.

[14]　中华医学会老年医学分会. 老年患者衰弱评估与干预中国专家共识 [J]. 中华老年医学杂志，2017，36：251-256.

第二章　如何知道老年人是否衰弱？

场景案例

　　李爷爷，78岁，老伴去世2年了，独自居住在花园小区，儿子周末带着孙子去看他。近几个月来，李爷爷感觉饭量明显减少，消瘦了不少，近3个月体重下降约5 kg；整天都感觉疲乏无力，出门走走也觉得累，所以也不愿出门活动。儿子感觉到李爷爷的变化，带他来到医院看病。老年科的赵医生了解了李爷爷的情况，还仔细回顾了他的病历，然后用一个量表对李爷爷进行了打分。赵医生打完分，对李爷爷和他的儿子说，李爷爷是"衰弱"了。

　　老年人出现疲乏感、走路缓慢、体重下降及认知下降等表现常常容易被忽视，人们容易认为这是与增龄相关的"正常"表现。实际上，这些"衰老"现象在提醒我们，这位老年人可能有些衰弱了。那如何知道老年人是不是真的衰弱了呢？判断是否衰弱，需要运用衰弱的评估工具。这些评估工具有些是老年人和家人自己可以操作的，有些是需要医生等专业人士进行运用的。本章我们来介绍常用的衰弱评估工具。

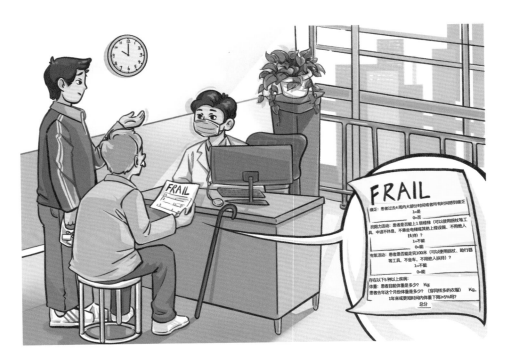

哪些人需要进行衰弱的评估？

《亚太地区老年衰弱管理临床实践指南》建议对所有 70 岁及以上老年人和过去 1 年内非意愿性体重下降超过 5% 的老年人群，进行常规的衰弱筛查和评估。该指南做出的这一建议，明确了筛查的目标人群，有助于更快速高效地发现衰弱的患者。

所谓"筛查"，指的是通过快速简易的方法，找出很可能患有疾病（或健康问题）的人，便于开展进一步评估或诊断。对衰弱进行筛查，就是用最简单的方法，筛选出应该进行衰弱评估诊断的人。

除了常规筛查的这些人群，凡是有疑似衰弱表现的人，也都应该进行衰弱的评估，例如上述案例中的李爷爷，就是出现了可能衰弱的表现，应该接受评估。

老年人如何进行衰弱的自我评估？

居家养老的老年人可以采用一些简易的自评式问卷，进行衰弱自评。自评的方法容易开展，有利于推广，可以扩大筛查面。常用的自评式问卷有社区衰弱评估表（PRISMA-7）、蒂尔堡衰弱指标（Tilburg Frailty Indicator，TFI）、格罗宁根衰弱指标（Groningen Frailty Indicator，GFI）及衰弱综合评估工具等。老年人进行健康自评后，若有异常，应当进一步由专业人员进行更为全面地衰弱评估。

▌ 社区衰弱评估表（PRISMA-7）

社区衰弱评估表是自评量表中最简洁的量表之一，也被《亚太地区老年衰弱管理临床实践指南》所推荐。PRISMA-7 如表 1-2-1 所示，由 7 个简单的条目组成，3 项及以上回答"是"即为异常，则需要进一步进行衰弱评估。

表 1-2-1　社区衰弱评估表

条目	回答	
年龄大于 85 岁	是	否
男性	是	否
存在导致活动受限的健康问题	是	否
日常活动依赖他人帮助	是	否

（续表）

条目	回答	
因健康问题必须待在家里	是	否
在需要帮助时不能及时得到帮助	是	否
经常使用拐杖和轮椅	是	否

▎蒂尔堡衰弱指标

该量表分为躯体功能、心理及社会功能 3 个维度的评估（表 1-2-2）。3 个维度总分为 15 分，≥ 4 分则为衰弱，分数越高，衰弱程度越重。

表 1-2-2　蒂尔堡衰弱指标

维度	条目	评分
躯体功能	您觉得自己身体健康吗	是 =1，否 =0
	您的体重是否下降了很多（近 6 个月下降达 6 kg 以上，或者近 1 个月下降达 3 kg 以上，注意排除刻意减轻体重）	是 =1，否 =0
	是否因为以下原因影响了日常生活： 行走困难 很难保持平衡 听力差 视力不好 双手没劲儿 身体疲乏	是 =1，否 =0 是 =1，否 =0 是 =1，否 =0 是 =1，否 =0 是 =1，否 =0 是 =1，否 =0
心理	您记忆力有无问题	是 =1，否 / 有时 =0
	最近 1 个月有没有感到情绪低落	是 =1，否 / 有时 =0
	近 1 个月有没有感到紧张或焦虑	是 =1，否 / 有时 =0
	您能很好地处理遇到的问题吗	是 =1，否 / 有时 =0

（续表）

维度	条目	评分
社会功能	您是否独居	是 =1，否 =0
	您是否希望有人陪伴在您身边	是 =1，否 =0
	您是否可以从他人那里得到足够的帮助	是 =1，否 =0

▎ 格罗宁根衰弱指标

格罗宁根衰弱指标包含躯体、认知、社会及心理 4 个维度的评估，由 15 个自评条目组成，得分在 0 ～ 15 分，≥ 4 分则为衰弱，得分越高，衰弱程度越重。与前两个量表显著不同的是这个量表纳入了一个记忆力自评的认知维度的条目。

▎ 衰弱综合评估工具

衰弱综合评估工具不仅对身体、心理、社会等方面进行了评估，还将环境因素纳入进来，共 23 个条目，总分 20 ～ 97 分，得分越高说明越衰弱。

衰弱自评发现自己衰弱怎么办？

如果社区老年人通过以上简单的工具发现自己可能"衰弱"了，那就需要到老年医学科医生那里去进行正式的评估，确认是否衰弱。自评量表被发现可能夸大衰弱的程度，但这种"夸大"并不影响它发现可能衰弱的老年人。若自评量表发现异常，应尽早去老年医学科就诊，在那里接受更加专业的评估。

专业人士采用的衰弱评估工具有哪些？

老年医学科医生、护士或评估人员是判断衰弱的专业人士。专业人士常用的衰弱评估量表也有很多种，其中以 Fried 标准和 Rockwood 衰弱指数为经典的代表。这两个量表基于不同的理论模型来构建，它们识别出来的衰弱人群有一定的交叉，但并不完全一致。尽管如此，目前常用的衰弱评估量表评估结果都能够提示更差的躯体健康状况和更差的临床结局，因此它们都是广为使用的衰弱评估工具。

Fried 标准

Fried 标准的理论基础是衰弱表型。"表型"可以理解为表现出来的特征。衰弱表型是衰弱个体常见的躯体功能的特征性表现。受试者符合衰弱表型的特征越多，就越可能是一个衰弱的患者。Fried 标准评估内容包括 5 项：①过去 1 年或更短时间内体重下降 5%（非自主）；②自诉疲乏；③握力下降；④体力活动量减少（以每周体力活动消耗的热卡来判断）；⑤步行速度减慢（小于 0.8 m/s）。符合以上 3 项及以上则为衰弱，1～2 项为衰弱前期，0 项为健康。Fried 衰弱表型是在临床实践和研究中最常使用的工具之一。它的部分内容不易测量，需要专业人员和专门的工具测量，如握力的测量、体力活动下降的评估等。

Rockwood 衰弱指数

Rockwood 衰弱指数是另一种应用广泛的衰弱测量方法，它的理论基础是一种累计缺陷模型。这一理论认为，疾病、躯体功能、认知功能和社会因素等不同维度的健康问题或健康风险都对人的整体健康造成影响，当这些健康负性因素累积到一定程度，个体就会发生衰弱。因此，对负性健康因素进行计数，就能测量个体是否衰弱。Rockwood 衰弱指数的计算方法：个体不健康的测量指标数目除以所评估的总指标数目，因此取值在 0 ~ 1，数值越大，表明越衰弱。衰弱指数涵盖的变量包括症状、体征、实验室检查指标、躯体功能、认知及社会支持等多个维度，但具体的指标选取暂无统一标准。由于评估的项目繁多，耗时长，需专业人员操作，因此不适用于衰弱的社区筛查。

其他的衰弱评估工具主要由以上两种工具衍生而来，如埃德蒙顿衰弱量表（Edmonton Frailty Scale，EFS）、骨质疏松性骨折（Study of Osteoporotic Fractures，SOF）指数、FRAIL 衰弱量表等。

衰弱程度判定工具——临床衰弱评估量表

临床衰弱评估量表是由衰弱指数的研发团队开发的工具。这个量表将衰弱程度分为 9 级。量表的特点之一是用人的形象作为图示，展示每一级衰弱的状况（表 1-2-3）。

表 1-2-3　临床衰弱评估量表

序号	等级	图示	具体测量
1	非常健康		身体强壮、积极活跃、精力充沛，定期进行体育锻炼，处于所在年龄段最健康的状态
2	健康		无明显的疾病症状，但不如等级 1 健康，经常进行体育锻炼，偶尔非常活跃
3	维持健康		存在可控制的健康缺陷，除常规行走外，无定期的体育锻炼
4	脆弱易损伤		日常生活不需要他人帮助，但身体的某些症状会限制日常活动，如白天行动缓慢或感觉疲乏

（续表）

序号	等级	图示	具体测量
5	轻度衰弱		明显的动作缓慢，去银行、乘公交车、干重家务活、用药等工具性日常生活活动需要帮助
6	中度衰弱		所有的室外活动均需要帮助，在室内上下楼梯、洗澡穿衣等也需要一定的辅助
7	严重衰弱		个人生活完全不能自理，但身体状态较稳定
8	非常严重的衰弱		生活完全不能自理，已不能从任何疾病中恢复
9	终末期		生存期小于 6 个月的垂危患者

量表评估发现衰弱，医生还会进行哪些评估？

通过上面的评估，符合衰弱的条件，就能判断衰弱了吗？是的，量表评估阳性，就说明存在衰弱状态。

然而，医生的评估还没有结束。衰弱评估工具中的表现，也可以出现在各种疾病的情况下。例如，体重下降，也可能是消化系统的疾病造成营养吸收的困难；走路慢，也可能是心肺功能不好，存在慢性的较为严重的心肺疾病等。因此，医生还会对患者进行疾病评估。医生会进一步对各种疾病进行诊断和鉴别诊断，找出引起"衰弱"症状的原因。这时，作为患者需要将身体的其他症状都告诉医生，帮助医生做出诊断。

除了疾病评估，医生还需要对老年患者进行老年综合评估。什么是老年综合评估呢？老年综合评估是一个多学科的诊断流程，它的目的在于确认衰弱老年人的医学问题、心理学问题和功能状态，并据此制定一个协同整合的治疗方案及长期随访计划。老年综合评估是衰弱老年人管理的基础方案。老年综合评估中的项目可能无法在一次就诊中完成，理想的情况下，还需要多个专业的医生对老年人进行评估和制定管理计划。本书的多个章节，都提到了多个专业的卫生健康人员共同制定的衰弱管理方案。

通过评估发现衰弱，是对衰弱进行管理的第一步。随着老年医学在我国的发展，相信衰弱的评估和管理将会日益普及，让更多老年人从中获益。

小贴士

● 老年衰弱的筛查和评估是衰弱防治的第一步，社区70岁以上或体重不明原因下降的老年人应该进行常规的衰弱筛查。

● 衰弱自评量表包括社区衰弱评估表、蒂尔堡衰弱指标、格罗宁根衰弱指标及衰弱综合评估工具等。

● 若自评结果为衰弱，建议进一步由专科医生进行详细的衰弱评估及老年综合评估，找出衰弱的原因并进行及时有效的管理和干预。

● 医生对评估为衰弱的老年人，还要进行疾病诊断和鉴别诊断，寻找衰弱的原因，并进行老年综合评估，以便制定个体化的照护方案。

（贾淑利）

参考文献

[1] 方海燕，崔立敏. 老年衰弱评估工具的研究进展 [J]. 科技视界，2018，（28）：257-258.

[2] 焦静，应巧燕，刘华平，等. 老年人衰弱状态筛查与评估工具研究进展 [J]. 中华现代护理杂志，2019，25（18）：2361-2364.

[3] 董冰茹，顾杰. 社区老年人衰弱评估方法的研究进展 [J]. 中国全科医学，2021，24（10）：1302-1308.

[4] WALSTON J，BUTA B，XUE Q L. Frailty screening and interventions：considerations for clinical practice[J]. Clin Geriatr Med，2018，34（1）：25 - 38.

[5] 中华医学会老年医学分会. 老年患者衰弱评估与干预中国专家共识 [J]. 中华老年医学杂志，2017，36（3）：251-256.

第三章 认知衰弱是什么？

75岁的刘奶奶是一位多年的糖尿病患者，口服二甲双胍、阿卡波糖等药物控制血糖10余年了，医生说她的血糖控制得比较满意。刘奶奶近1年经常感到疲倦，走一小段路就会感觉很累，饭量也减少了。今年，她在走路时跌倒过3次，最近1次发生了腰椎压缩性骨折，在家休养已近半年。但刘奶奶的身体并没有好转，脑子还更加糊涂了。刘奶奶时不时忘事，有时找不到钥匙，有时忘了昨天刚换过衣服，退休前当会计的她，现在连简单的算账似乎都不会了。眼看着老年人的身体状况愈来愈差，生活自理能力严重下降，家人担心，刘奶奶是不是"痴呆"了。家人送刘奶奶到老年科看病，进行了相关检查，医生说不是"阿尔兹海默病"，但是刘奶奶现在处于"认知衰弱"的状态。

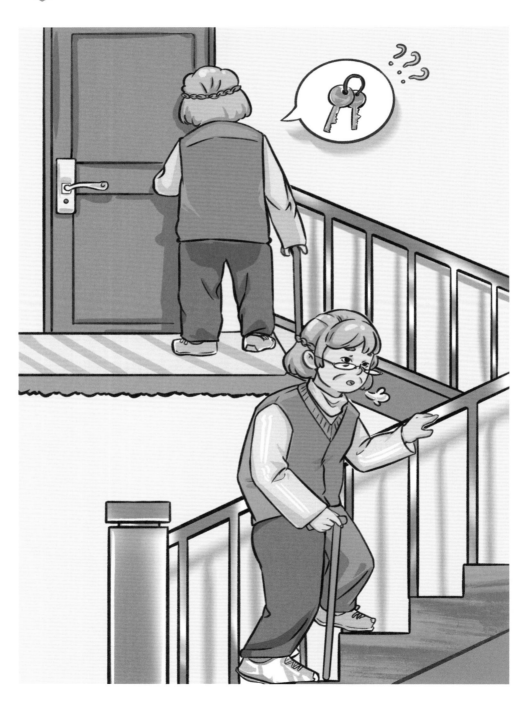

本书前面两章介绍了衰弱综合征。人们认识衰弱，是从躯体衰弱开始的。躯体衰弱也就是身体上的衰弱。躯体衰弱对老年人的生活能力和生活质量带来巨大影响。那么，本章要介绍的认知衰弱又是怎么回事呢？

理解认知衰弱这个新兴的概念，先要从认知障碍和躯体衰弱说起。

其实，除了躯体的衰弱，认知功能的下降也是老年人生活能力和生活质量的大敌。认知功能下降，也被称为认知障碍。认知障碍严重到一定程度，就是痴呆，也叫作认知症、失智症。认知衰弱，是认知障碍的一种情况，但不是痴呆。

认知障碍和躯体衰弱有什么关联？

认知障碍和躯体衰弱在老年人群中常常相伴发生，其发病率都随着年龄的增长而增加。两者往往同时影响老年患者的多个系统，常常导致老年人跌倒、日常生活能力下降、容易生病住院，甚至死亡率增加。研究还发现，躯体衰弱和认知障碍之间存在交互作用，两者之间形成了互相促进加重的恶性循环。也就是说，衰弱老年人更易发生认知功能障碍或痴呆；反之，认知障碍的老年人亦容易发生衰弱。这两种情况的叠加，显著降低老年人的生活质量，增加医疗及社会保障费用，给家人也造成沉重的照顾负担。

近年来，在一部分老年人身上，既存在躯体衰弱，又存在认知障碍的现象，引起了研究者们的重视。为了更好地认识和研究老年人衰弱与认知障碍得关联，研究者提出了"认知衰弱"这个新的概念。

认知衰弱的概念

鉴于衰弱与认知功能障碍之间的密切联系，2013 年国际营养与衰老协会及国际老年病学协会达成共识，正式提出了"认知衰弱（cognitive frailty）"的概念。认知衰弱被定义为以躯体衰弱和认知功能障碍同时存在为特征的一种异质性的临床表现，患者不符合阿尔茨海默病和其他类型痴呆的临床诊断。2015 年我国学者将认知衰弱的定义修订为：认知衰弱指在老年个体中发生认知功能障碍（CDR ≤ 0.5 分）的异质性临床综合征，其认知障碍由躯体因素（包括躯体衰弱和躯体衰弱前状态）引起，且排除阿尔茨海默病或其他痴呆。我国学者还将认知衰弱分为 2 种亚型，可逆性认知衰弱和潜在可逆性认知衰弱。

这两个定义都明确指出认知衰弱的两个基本特点：第一，认知衰弱患者本身也是躯体衰弱的患者；第二，认知衰弱不是痴呆，认知衰弱的认知功能下降程度，还达不到痴呆那么严重的程度，或者达不到各种类型痴呆的诊断条件。

认知衰弱为什么重要？

认知衰弱被独立定义出来，有其重要的理由。这是由于认知衰弱是可以治疗的，也就是上面说到的"可逆性"。发现认知衰弱，本身就是为早期治疗提供了时机。认知衰弱中，躯体衰弱先于认知功能障碍出现，认知功能障碍是由躯体衰弱引起的，这与神经系统疾病导致的痴呆不同。认知衰弱可以看作是神经退行性过程的先兆。我们可以将认知衰弱看作是痴呆的前期表现，对认知衰弱进行早期识别、早期干预治疗有助于阻止或延缓病情进展，有效预防老年性痴呆及失能、入院、死亡等不良健康结局的发生。

怎样判断认知衰弱？

目前，对老年人认知衰弱的判断依据认知功能障碍筛查的神经心理学量表和躯体衰弱评估的结合，当受试者既符合躯体衰弱，又符合一定程度的认知功能障碍，且不符合阿尔兹海默病和其他类型痴呆的诊断标准，即被判定为认知衰弱。例如，表 1-3-1 中的 6 个条目，是常常被采用的判定标准。其中，前 5 个条目中满足 3 条及 3 条以上的则可判定为躯体衰弱；满足躯体衰弱的受试者，同时满足第 6 个条目，则判定为认知衰弱。具体条目内容如下。

表 1-3-1　认知衰弱判定的 6 个条目

1. 不明原因的体重下降：过去 1 年中，非意愿性出现体重下降＞ 4.5 kg 或＞ 5% 体重
2. 疲乏：采用 CES ～ D 量表中的两个条目进行评估，根据 1 周内每个条目发生的天数，分别计分：＜ 1 天，0 分；1 ～ 2 天，1 分；3 ～ 4 天，2 分；＞ 4 天，3 分 以下任意一个问题得分 2 ～ 3 分则诊断为"疲乏"
（1）您过去的 1 周内，自我感觉做每一件事都需要经过努力的情况有几天？
（2）您过去的 1 周内，自我感觉不能向前行走的情况有几天？
3. 躯体活动量的减少：男性＜ 383 kcal/ 周（约散步 2.5 小时）；女性＜ 270 kcal/ 周（约散步 2 小时）

（续表）

4.行走时间延长：测量行走距离 4.5 m，根据性别和身高分别设置的标准判断
男性
身高 ≤ 173 cm，行走时间 ≥ 7 s
身高 > 173 cm，行走时间 ≥ 6 s
女性
身高 ≤ 159 cm，行走时间 ≥ 7 s
身高 > 159 cm，行走时间 ≥ 6 s
5.肌肉力量减弱：测量握力，根据不同 BMI 进行判断
男性
BMI ≤ 24.0 kg/m^2，握力 ≤ 29 kg
BMI 范围 24.0 ～ 26.0 kg/m^2，握力 ≤ 30 kg
BMI 范围 26.1 ～ 28.0 kg/m^2，握力 ≤ 30 kg
BMI > 28 kg/m^2，握力 ≤ 32 kg
女性
BMI ≤ 23.0 kg/m^2，握力 ≤ 17 kg
BMI 范围 23.1 ～ 26.0 kg/m^2，握力 ≤ 17.3 kg
BMI 范围 26.1 ～ 29.0 kg/m^2，握力 ≤ 18 kg
BMI > 29 kg/m^2，握力 ≤ 21 kg
6.认知功能障碍：采用评估认知功能的公认神经心理学量表，如 MMSE、MoCA 等进行评定

（续表）

MoCA 量表
能区分正常认知功能和认知功能障碍，后者包括可能痴呆和轻度认知功能障碍。满分 30 分。受试者的受教育年限 < 12 年，MoCA 得分 < 25 分则为认知功能障碍；受教育年限 ≥ 12 年，MoCA 得分 < 26 分则为认知功能障碍

MMSE 量表
能区分正常认知功能和可能痴呆。满分 30 分，得分 < 28 分存在认知功能障碍。根据受教育年限，判定可能痴呆的切点有所不同。得分介于可能痴呆和正常认知功能之间，可以认为存在非痴呆的认知功能障碍

　　注：BMI，体质指数；CES-D，流行病学调查用抑郁自评量表；MMSE，简易智力状态检查量表；MoCA，蒙特利尔认知评估量表；具备前 5 条中 3 条及以上，且同时满足第 6 条中的认知功能障碍，同时需排除阿尔兹海默病和其他类型痴呆，可判定为认知衰弱。

小贴士

● 躯体衰弱和认知障碍密切相关。

● 认知衰弱被定义为以躯体衰弱和认知功能障碍同时存在为特征的一种异质性的临床表现，患者不符合阿尔茨海默病和其他类型痴呆的临床诊断。

● 认知衰弱可能具有可逆性，是可以治疗的。因此，早期识别认知衰弱非常重要。

（葛美玲）

第四章　为什么老年人会衰弱？

场景案例

　　曾老伯今年77岁，退休在家，老伴前两年去世了。曾老伯患有冠心病、高血压、高尿酸血症，长期服药治疗。近来，曾老伯大部分时间都感觉很疲乏，没有力气，不想出门活动。曾老伯的女儿见状带着曾老伯去了医院做了一个全面体检，当曾老伯看到体检单上的"衰弱综合征"时十分疑惑。带着满肚子的疑问，曾老伯来到了诊室询问医生："医生，我为什么会得衰弱呢？"面对曾老伯的问题，医生微笑答道："首先，您上了年纪，年纪越大的老年人越容易发生老年衰弱。其次，您自己一个人住，老伴去世后您的情绪状态不是很好，加上您有多种慢性疾病，每天要吃很多药。这些都是导致您发生衰弱的危险因素。"

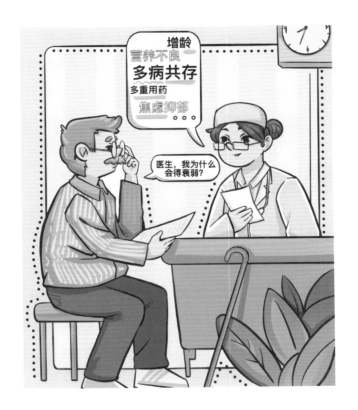

　　研究发现，衰弱的发生与许多危险因素有关。所谓"危险因素"，是医学中的一个术语，指的是当这种因素存在的时候，发生某种疾病或产生某种结局的机会在统计学上会增大。当然，一个人身上危险因素越多，发生某种疾病或产生某种结局的机会就越高。危险因素和病因有什么区别呢？简单地说，危险因素对疾病的发生没有病因那么直接和确定，危险因素增加疾病的风险，而病因则是疾病发生的肯定的原因。在通俗的语境中，危险因素和病因两个词有时候被混用。

　　那么，哪些危险因素会促使老年人发生衰弱呢？遗传因素、年龄增加、丧偶独居、不良的生活方式、营养不良、多病共存、多重用药、精神心理问题等都是衰弱的危险因素。可以看出，这些危险因素当中，有些是无法改变的，如遗传因素和年龄增加；而另一些危险因素是可以改变的，如不良生活方式、心理问题。

下面让我们来分别了解一下这些危险因素。

遗传因素

衰弱的发生和许多慢性疾病一样，有遗传因素在起作用。虽然这方面研究还比较少，但一些线索提示基因在衰弱的发生过程中扮演着重要角色。研究显示，老年衰弱与载脂蛋白 *ApoE* 基因、胰岛素样受体 -2（*DAF-2*）基因、胰岛素样受体 -16（*DAF-16*）基因、C 反应蛋白编码区（CRP1846G ＞ A）、肌肉细胞线粒体 DNA（*mt204C*）、白介素 6（IL-6）及维生素 B_{12} 基因多态性等密切相关。研究还发现，衰弱与细胞衰老、DNA 修复障碍、基因表达改变、氧化应激水平、端粒长度变化等有关。

社会人口学因素

与老年人衰弱相关的社会人口学因素包含年龄、性别、教育程度、婚姻情况、经济水平等。衰弱是一种年龄相关的综合征，年龄大的老年人更容易发生衰弱，并且不容易恢复。一项基于中国健康与养老追踪调查（CHARLS）的研究结果显示，衰弱的患病率随着年龄的增长而增加，60 ～ 64 岁的老年人衰弱的患病率仅为 2.9%，而 85 岁以上的老年人衰弱的患病率高达 33.3%。这项研究还显示，健康和衰弱前期的老年人两年之内发展为衰弱的概率随着年龄的增长显著增加。此外，大多数研究结果提示，女性、教育程度低、经济状况较差、未婚、独居的老年人，更容易发生衰弱。

生活方式

　　不良的生活方式会增加衰弱的风险，吸烟、久坐与其他不良生活习惯均是衰弱发生的危险因素。大多数人都知道吸烟对健康有百害而无一利，但遗憾的是烟民仍保持着庞大的队伍。吸烟对于老年人有很大的杀伤力。英国的一项研究发现，吸烟可能使老年人衰弱的风险增加60%。老年人作为不爱活动的一大群体，久坐行为十分常见，久坐可导致心血管病风险增加、肥胖、肌肉骨骼改变等。近年来，各种研究均表明老年人的久坐行为和衰弱密切相关。

　　不良的饮食习惯也与衰弱密切相关。目前被广泛推荐的地中海饮食模式以食用橄榄油、蔬菜、水果、鱼、海鲜、豆类为主，是富含微量营养素的均衡饮食模式，同时具有抗氧化和降低机体炎症的作用。研究表明，地中海饮食可能对衰弱具有保护作用，坚持地中海饮食的老年人比同龄人衰弱的概率更低。我国高盐、多油、喜欢食用腌制食品等不良的饮食习惯在一定程度上增加了衰弱的风险。

营养不良与营养素摄入不足

　　营养是与老年衰弱密切相关的因素。老年人群中，不同程度的营养不良发生率较高，同时营养不良也容易被老年人忽视。广泛应用的 Fried 衰弱表型的诊断标准包括的 5 项条目全部都或多或少与营养不良有关。长期营养不良、蛋白质和能量摄入不足会导致体重下降、肌肉量和肌肉功能降低，从而导致肌力下降、活动量减少和疲劳感。在大型流行病学研究中，蛋白质摄入量高的老年人与蛋白质摄入量低的老年人相比，不容易发展为衰弱。一些微量元素，如维生素 D、维生素 B_6、维生素 B_{12}、维生素 C、维生素 E、叶酸等的摄入不足也与衰弱风险增加有关。

精神心理因素

老年人的精神心理状态与衰弱密切相关。抑郁、焦虑是老年人常见的两种精神心理问题。一项研究结果表明，存在抑郁症状的老年人衰弱的患病率是无抑郁症状的老年人的 4 倍。另外，墨西哥的一项研究表明在 70 岁及以上的老年人中衰弱与焦虑显著相关。抑郁和焦虑会导致食欲下降，减弱人体免疫力，降低参加体力活动和社会活动的积极性，这些可能增加衰弱的风险。受社会状况和人们意识局限性等因素的影响，老年人及其家人常常忽视老年人的精神心理问题，使得老年抑郁和焦虑"正常化"。这是亟待解决的问题之一。

多病共存与多重用药

慢性疾病，如心血管疾病、糖尿病、关节炎、慢性阻塞性肺疾病等都是衰弱的危险因素。同时患有两种及以上疾病，称为多病共存。多病共存与衰弱密切相关。这些慢性疾病可导致老年人长期处于高炎症或免疫系统功能紊乱的状态，最终导致老年人衰弱的发生。另外，恶性肿瘤、慢性肝脏疾病、慢性肾脏疾病等慢性消耗性疾病还会影响肌肉的质量和功能，进一步导致衰弱的发生。

多重用药是指同时服用 5 种及以上药物。多病共存在老年人中较年轻人更加普遍，因此老年人也成为多重用药的主要群体。一项纳入了 25 项研究的系统评价发现，多重用药会增加衰弱的风险，可能是导致衰弱发生发展的一个重要因素。

小贴士

- 衰弱的发生存在多种危险因素。
- 高龄、丧偶独居、不良的生活方式、营养不良、精神心理问题、多病共存与多重用药等因素都会导致衰弱的发生。
- 衰弱的危险因素有些无法改变，有些是可以控制的。

（赵婉聿）

第五章　为什么衰弱的老年人更容易发生跌倒?

　　刘婆婆和孙爷爷是老两口。刘婆婆,83岁,一直身体硬朗,没有什么病,几乎不吃药,喜欢散步、练习太极和八段锦,能上街购物和买牛奶,从来没有摔倒过。孙爷爷,85岁,因为腿脚不如老伴利索,很少和老伴一起出门,喜欢在家待着看报纸;由于刚退休就诊断了慢性阻塞性肺疾病、前列腺增生、高血压,每天都要吃好多种药。孙爷爷知道自己身体不好,出门要拄拐杖,但这2年还是摔倒过2次,所幸都只是皮外伤,没有大碍。近1年孙爷爷走路更慢了,感觉腿脚更加不稳。昨天晚上起床小便,不小心在厕所门口跌倒了。孙爷爷自觉左侧臀部疼痛剧烈,无法动弹,家人急忙打120电话,送到医院,竟然被诊断为"左股骨颈骨折"。

　　跌倒是我国65岁以上老年人意外伤害死亡的首位原因,是老年人常见的健康问题之一。我国每年都有1/3的老年人会发生跌倒事故,其中的1/3会导致受伤。每年约有42.4万人因跌倒致伤而死亡。研究发现,衰弱的老年人更容易发生跌倒,衰弱老年人的跌倒风险是健康老年人的2.5倍,而衰弱前期的老年人的跌倒风险也是健康老年人的 1.64 倍。

为什么衰弱的老年人更容易跌倒呢？主要有以下两个方面的原因。

衰弱增加跌倒的机制

如第一章所述，衰弱是一个涉及多个系统的变化的综合征，包括神经肌肉系统、代谢及免疫系统的改变。其中，肌肉功能的减退被认为是衰弱综合征发展过程中的一个重要环节。研究发现，在衰弱状态下，即使轻微疾病或应激也会导致肢体平衡功能受损，不足以维持步态完整性而导致跌倒。这就是我们常见到衰弱的老年人更容易被"绊倒"或"滑倒"的原因。跌倒也可以视为衰弱在骨骼肌肉系统上的"易损性增加"的表现。

衰弱老年人具有多种跌倒的危险因素

衰弱和跌倒都是最常见的老年综合征。老年综合征是对老年人群中常见的症候群的称谓。老年综合征和疾病的不同在于，疾病有较为明确和单一的病因和机制，而老年综合征是多病因或多种危险因素共同作用，多种病理生理机制导致的相似症状的簇集。衰弱和跌倒这两种老年综合征，有许多共同的危险因素。也就是说，衰弱老年人往往存在更多的跌倒危险因素。

研究发现，衰弱老年人具有的多种跌倒的危险因素包括年龄增长、慢性疾病、认知功能下降、视听障碍、维生素 D 缺乏、营养不良，以及增加跌倒风险的药物的应用。

▌年龄增长

随着年龄的增长，衰弱的患病率逐年上升。同时，随着年龄的增长，老年人的平衡能力和骨骼肌功能下降，跌倒风险增大。

▌慢性疾病

研究显示，衰弱老年人慢性疾病患病率高。一方面，脑梗死、脑出血、帕金森病等疾病，会直接导致老年人神经肌肉功能失调，增加跌倒风险；另一方面，慢性病导致老年人长期处于高炎性状态或免疫系统功能紊乱状态，影响骨骼肌的质量和功能，最终导致老年人跌倒的发生。

▌认知功能下降

现阶段研究显示，认知功能障碍常与衰弱并存。衰弱越明显，认知功能下降越快。而具有认知功能障碍的老年人，与认知功能正常的老年人相比，通常具有更高的跌倒发生率，这可能与具有认知功能障碍老年人注意力下降、短记忆延迟、视空间功能下降相关。

▌视听障碍

视听觉等感官功能障碍，不但增加衰弱的患病率，也增加跌倒风险。研究显示，视力障碍为衰弱发生的危险因素。一方面，由于存在视听障碍老年人通常感知外界环境的能力下降，老年人会因为害怕跌倒或受伤，而减少活动，这样的老年人往往更加衰弱；另一方面，老年人在活动过程中不能准确避开危险环境或障碍物，而导致跌倒发生。

▌维生素 D 缺乏

维生素 D 是人体不可缺少的维生素，与人体多种细胞功能密切相关，包括骨骼肌细胞和骨细胞。骨骼肌细胞的主要功能为维持正常肌力，肌力的下降会增加衰弱的发生，而骨骼肌细胞的功能下降，则易发生骨质疏松，骨质疏松的老年人容易发生跌倒。衰弱老年人中，维生素 D 缺乏较常见。衰弱老年人体力下降，户外活动减少，日照时间减少，也会加重维生素 D 的合成减少，导致跌倒风险增加。

■ 营养不良与肌少症

衰弱老年人更容易发生营养不良。长期营养不良使肌肉质量与功能下降，进而产生肌少症，导致衰弱和跌倒的发生。

■ 增加跌倒风险的药物的应用

衰弱老年人由于多种慢性疾病、情绪和睡眠问题，常常需要使用镇静安眠药、抗惊厥药、利尿药等药物，这类药物的应用会带来降低意识清晰程度、影响平衡功能或诱发体位性低血压等不良反应，从而增加跌倒的风险。衰弱老年人器官功能退化，对药物的敏感性和耐受性下降，药物在体内的半衰期延长，不良反应发生率会增加，这就使跌倒更容易发生。

小贴士

衰弱老年人更容易跌倒有两方面的原因：

● 衰弱造成机体神经肌肉系统的功能减弱，平衡能力下降，跌倒风险增加。

● 衰弱老年人具有多种跌倒的危险因素，如年龄增长、慢性疾病、认知功能下降、视听障碍、维生素 D 缺乏等诸多因素。

（赵云利）

参考文献

[1] 王洁，莫永珍，史青凌，等 . 社区老年人衰弱与认知功能的相关性分析 [J]. 护理研究，2019，33（5）：832-835.

[2] 杨志强，王爽，吴亚楠 . 跌倒与老年人轻度认知功能障碍的相关性研究 [J]. 中西医结合心脑血管病杂志，2013，11（7）：783-784.

[3] CHENG M H，CHANG S F. Frailty as a risk factor for falls among community dwelling people：evidence from a meta-analysis [J]. J Nurs Scholarsh，2017，49（5）：529-536.

第二篇

对抗衰弱

第六章 什么是衰弱老年人的优质照护方案?

场景案例

　　75岁的周老伯,患有多种慢性疾病,慢性阻塞性肺疾病、糖尿病、高血压、前列腺增生都有,长期服用多种药物。2年来,周老伯长期感觉疲乏、精力不足,常常感到心烦意乱、情绪低落,食欲不好,体重逐渐减轻,爬1~2层楼会感到比较费力,这2年摔倒过2次,去年还住院了1次。这让家人对周老伯的健康状况非常担忧。

　　周老伯是一位典型的衰弱老年人。幸运的是,半年前周老伯参加了社区的老年人照护项目,首先完成了"老年综合评估",然后接受了老年医学多学科团队的健康管理,以及在家里和社区中实施的多维综合照护方案,核心内容包括"健康运动、合理营养、社交维持、情绪管理、居住环境改善及老年医学随访"。经过这些综合管理,周老伯的身体状况稳定了。他心情好些了,走路稳当了些,饭量也增加了,血压、血糖也稳定了。衰弱老年人的综合管理方案,确实见效了。

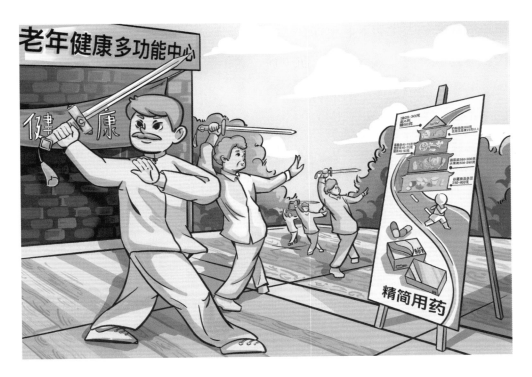

衰弱老年人作为不良健康事件的高危人群，需要全方位的照护。目前，国际与国内权威学术机构，根据大量研究的结果，对衰弱老年人的照护方案发布了指南性的文件，核心强调了以老年综合评估为基础的多维综合照护方案，那怎样才能更好地理解这一理念呢？

老年综合评估

本书第一篇第二章介绍了老年综合评估的概念。简单来讲，老年综合评估是采用多学科方法，对老年人进行基本医学评估、躯体功能评估、精神及心理状况评估、社会行为能力评估、环境健康评估等，由此较为全面地掌握老年人疾病、老年综合征及生活环境情况。常见的老年综合征包括：衰弱综合征、营养不良、肌少症、老年期抑郁、睡眠障碍、记忆力下降、谵妄、跌倒、大小便失禁等。包括衰弱在内，这些健康问题对老年人生活能力和生活质量影响较大。建议直接由管理衰弱老年人的多学科团队来实施评估，该团队基本成员一般包含老年科医师、康复医师、护理人员和社会工作者。根据实际情况，营养师、临床药师、精神及心理科医师及其他专科医师，也作为多学科团队的成员来进行工作。老年综合评估对衰弱及潜在衰弱老年人进行全面医学问题回顾及总结，这是多维综合照护方案的重要基础。

什么是衰弱老年人多维综合照护方案

由于住院治疗主要是解决疾病的急性期问题，而衰弱老年人的出院后续照护，通常需要在社区、居家或者护理机构中进行。要使衰弱老年人的健康更多获益，以老年综合评估为基础的多维综合照护方案就发挥了关键作用。根据国际与国内权威机构的指导性文件，衰弱老年人的多维综合照护方案指的是以"健康运动、合理营养、社交维持、认知和情绪管理、居住环境改善、老年医学随访及应对急性健康事件"为核心要素的个性化社区／居家综合照护管理方案。

衰弱老年人多维综合照护方案的制定原则

对于衰弱老年人群体，制定以老年综合评估为基础的多维综合照护方案，需要遵循一定的原则，主要原则如下。

（1）关注老年人自身的需求和期望的目标，在制定个体化的照护和支持方案时需要考虑家人、照护者关心的目标，在个人偏好、价值评价与健康安全风险间做好平衡。

（2）当衰弱合并其他疾病应用某种疾病的临床指南时，要将临床治疗决策和个体目标相结合；同时，对衰弱老年人进行个体化的用药评估，保证多重用药的合理性。

（3）制定适合当地情况的照护服务建议和可行性路径，引导衰弱老年人获取适合自身情况的服务资源，如当地照护机构、居家照料和志愿者服务点。

（4）当合并有精神心理问题包括痴呆表现时，应参考老年精神病专家的建议。

（5）照护管理方案应包括优化和保持躯体功能，应当把"使衰弱老年人躯体能力恢复至患病前水平"作为管理目标之一。

（6）病情复杂的衰弱老年人，照护管理方案可包括进一步疾病诊疗的计划、急性事件时的照护计划。

（7）若出现慢性疾病呈现恶化性波动状态、重度痴呆并快速进展、日常生活活动能力严重下降等情况，这些情况常会合并严重衰弱（体重极速、大幅下降），制定照护方案可包含临终照护计划。

衰弱老年人多维综合照护方案的主要内容

■ 重视运动及营养支持

在衰弱管理的多项指南性文件中，运动干预和营养支持是被推荐最多的有效措施。研究证据表明，运动和营养可以改善衰弱患者的肌肉力量和躯体平衡，改善躯体功能，这是改善衰弱的重要方面。因而，在衰弱老年人的多维综合照护方案中，应该重视并涵盖运动及营养管理计划，本书的第七章、第八章会对运动及营养计划的制定细节及实施要点进行详细讲解。

■ 维持社交、管理认知障碍和精神行为症状

参与社会交往，和亲人、邻居、朋友等保持联系或者一起活动，对维持衰弱老年人的社会功能、精神及心理健康非常重要。维持有效社交，可使衰弱老年人从社会网络中获得支持，避免或缓解焦虑及抑郁等情绪问题，减少孤独感，防止社会隔离的发生。在这方面，相对于衰弱老年人的机构照护，居家及社区照护更能凸显优势，能够维持和改善衰弱老年人的社交能力。

精神行为异常在合并认知障碍的衰弱老年人中较为常见。这类衰弱老年人管理的侧重点，是引导照护者面对老年人的异常认知及精神行为症状时正确反应、恰当帮助和有效照顾，使衰弱老年人的认知功能保持稳定，精神行为异常减少发生，避免老年人的自伤和他伤事件，从而有效改善或者维持这类衰弱老年人的整体健康状况。从另一个角度看，认知障碍和精

神行为异常的老年患者，其临床治疗及后期照护，也应当有老年医学专业团队的参与或指导建议。

营造适宜的居住环境

衰弱老年人的躯体功能、日常生活活动能力有不同程度的受损，因而在居家照护中，要选择适用于衰弱老年人的家具及家居设置。例如，不要设置过高的柜子，以避免老年人登高取物；家居设置减少锐角设计，以减少老年人碰撞；在墙沿、卫生间等区域设置扶手，可以增加老年人活动和行走的意愿及安全性；房间内光线充足，保持地面干燥、整洁，以减少老年人跌倒；在频繁活动区域设置夜灯，保障夜间活动的安全。衰弱老年人的多方面躯体生理及功能，在自然老化的基础上合并了病态性退化，通过居住环境的适应性优化，是早前期预防多种老年健康风险事件的高效益措施。

对家庭和照护者提供支持

世界卫生组织 2017 年发布的老年人整合照护（intergrated care for older people，ICOPE）指南，强调对衰弱老年人的家庭和照护者提供支持的重要作用。家庭及照护者是多维综合照护方案实际实施者，对他们提供教育培训和技术支持，让他们的照护技能得到提高，能减轻其压力并维护自身健康，本质上也保障了衰弱老年人的照护质量。因而，对家庭和照护者的支持也是衰弱老年人多维综合照护方案的一部分，同时也建议，在制定具体照护方案时有他们的参与。

应对急性健康事件的预案

急性健康事件应对预案是衰弱老年人社区/居家照护的重要支撑和信心基础。多维综合照护方案需要对常见的急性事件规划出个体化快速反应方案。例如，衰弱老年人在发生某些急性情况下（如跌倒、谵妄），如果事先制定了个体化应对计划，将极大提高紧急时刻的问题识别和诊疗决策效率，同时考虑到衰弱问题，在救护治疗中将更好兼顾维持躯体能力的目标。又例如，合并认知障碍的衰弱老年人在居家/社区照护期间，如出现非自伤和他伤性精神行为急性症状，如夜间游荡、吵闹等，照护者可根据预先制定的应对方法进行反应，如避免强制性纠正老年人的行为和认知，对老年人给予情感认同，帮助平复老年人的异常状态，并及时向多学科团队反馈，调整照护计划及诊治方案。总体来说，应对急性健康事件的效果，在一定程度上反映特定地区对衰弱老年人照护支撑的能力，这也需要为老年人服务的相关机构密切协作和衔接，如基本医疗、急救服务、二级医疗和社会服务机构的信息共享及患者转诊通道的完善。

老年医学随访

老年医学随访是指对老年人进行定期的医学访视。衰弱老年人尤其需要定期医学随访。通过老年医学随访，衰弱老年人的健康状况变化得到及时反馈，治疗方案和照护方案得到及时更新及优化。随访也可增进衰弱老年人与医生的沟通,有利于增强老年人对综合照护方案的信心及依从性;照护者和家人也可以通过随访，将实际照护中的问题提出来和专业团队讨论，得到帮助。老年医学随访也是通过老年综合评估，了解照护质量和照护结果。因而，制定个体化随访方案，也是多维综合照护方案的内容之一。

小贴士

- 衰弱老年人的推荐照护方案是基于老年综合评估的多维综合照护方案，核心要素包括健康运动、合理营养、社交维持、情绪管理、居住环境改善、应对急性健康事件及老年医学随访。

- 老年综合评估是进行衰弱评估和多维综合照护方案的基础。

- 运动与营养干预可以改善衰弱老年人的肌肉力量和躯体平衡，是研究证实能改善衰弱老年人躯体功能的有效方法。

- 维持社交、管理认知和精神症状能够帮助衰弱老年人更好地恢复整体健康水平。

- 对家庭和照护者提供支持，能保障衰弱老年人的照护质量，也能减少家庭成员和照护者的精神及心理负担。

- 应对急性健康事件，需要建立机构协同的有效路径，对常见的急性事件有个体化快速反应方案。

- 衰弱老年人需要定期进行老年医学随访。

（孙雪莲）

参考文献

[1] TURNER G，CLEGG A，British Geriatrics Society，et al. Best practice guidelines for the management of frailty：a British Geriatrics Society，Age UK and Royal College of General Practitioners report[J]. Age Ageing，2014，43（6）：744-747.

[2] 董碧蓉. 新概念老年医学 [M]. 北京：北京大学医学出版社，2015.

[3] 庞乐，张绍敏，吴锦晖. 老年衰弱综合征的相关研究进展 [J]. 实用老年医学，2016（5）：356-360.

[4] 赵文婷，高浪丽，张雪梅，等. 基于老年急性期快速恢复病房模式照护一例急性疾病合并衰弱患者的经验 [J]. 中国实用护理杂志，2019（7）：536-539.

[5] 陈长香，宋琼，李建民，等. 高龄老年人衰弱进程中日常照护及精神慰藉需求状况分析 [J]. 中国公共卫生，2018，34（2）：177-181.

[6] 孙雪莲，董碧蓉. 慢性疾病营养治疗的重要性与特点 [J]. 现代临床医学，2017，43（4）：316-320.

[7] 刘长虎，胡松，毛拥军，等. 老年衰弱的研究进展 [J]. 中国全科医学，2017，20（16）：2025-2033.

[8] JURSHIK P，NUNIN C，BOTHGUE T，et al.Prevalence of frailty and factors associated with frailty in the eldey population of Lleida，Spain：the FRALLE survey[J]. Arch Gerontol Geriatr，2012，55（3）：625-631.

[9] 孟丽，于普林. 英国老年医学会老年人衰弱管理实践指南解读 [J]. 中华老年医学杂志，2015，34（12）：1300-1302.

[10] MOORHOUSE P，ROCKWOOD K. Function and frailty：the cornerstones of geriatric assessment[M]. American：Blackwell，2012.

第七章 生命在于运动：衰弱老年人该怎么运动？

王奶奶今年 77 岁，自从退休以后平时就只打打麻将，不喜欢运动锻炼，也没有其他爱好。王奶奶家住在 6 楼，因为没有电梯，从去年开始王奶奶感觉上楼一趟都好累，所以连下楼都少了。老朋友打电话来劝她多活动活动，她心想，我都这样了，还怎么运动啊？我别把腰扭了。这天她看到电视台在播放 83 岁的钟南山院士运动锻炼的内容，在羡慕钟院士健壮好身材的同时，她不禁感叹："钟南山院士还长我 6 岁咧，坚持运动就是好。我还能锻炼锻炼，让身体好起来吗？"

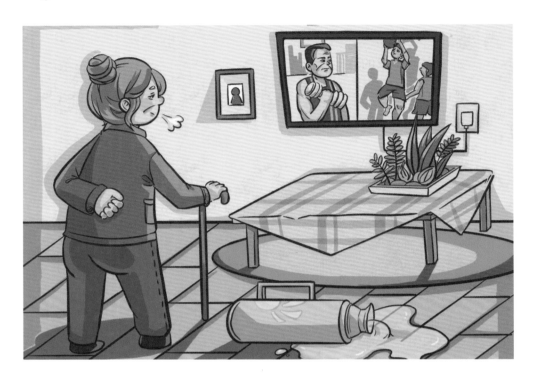

在面对曾经胜任但现在却力不从心的活动时，人们常常笑称自己"老"了，可年纪大了就应该衰弱吗？为什么毛主席在古稀之年仍能畅游长江？为什么钟南山院士 83 岁高龄却老当益壮？这还要从衰弱和运动说起。

衰弱与运动

大多数老年人往往是因为发现自身运动能力明显下降，感到力不从心，难以满足活动的需求，才意识到自己陷入了衰弱状态。衰弱的老年人在日常生活中常表现有步行速度及步行距离下降、平衡感下降、握力下降、容易感到疲惫等，这些情况严重影响了正常生活，让生活质量大打折扣。

同时，衰弱让身体的抗"打击"能力锐减，导致运动时的受伤风险成倍增加。比如一次不经意的弯腰或一次平地的跌倒，都有可能会造成扭伤甚至骨折。那已经衰弱的老年人，还能运动吗？

这里的运动，有两层含义：一是指运动能力，也就是活动能力，用于评价身体活动功能的好坏程度，包含了力量、耐力、灵活度、柔韧性等多个方面；二是指运动锻炼，也就是能让机体得到锻炼提升的身体活动，可以是局部的，如盘手球，也可以是全身的，如游泳。

衰弱和运动有密不可分的关系。衰弱会导致运动能力的下降，而运动锻炼会改善衰弱的程度，提高运动能力。研究和实践的结果显示，再衰弱的老年人，也能够从适合他的运动中获得肯定的益处。本章将阐述衰弱老年人应该如何科学地锻炼身体，改善衰弱状态。

运动锻炼有哪些类型？

运动锻炼可以让老年人非常好的保持身体机能和提升精神状态，钟南山院士便是最好的例子，几十年如一日地坚持锻炼，令 83 岁高龄的他身材健壮，精神矍铄。我们也想锻炼，那首先了解一下有哪些运动锻炼方法吧！

有氧运动

有氧运动，又称有氧训练、需氧运动，是一种在氧气充分供应的情况下进行的以提高人体耐力素质并增强心肺功能为目的体育运动，很多时候也被用来减轻体重。运动时，由于肌肉收缩需要大量能量和氧气，当氧气的需求量增加，心脏的收缩频率、每搏输出的血液量、呼吸频率、每次肺吸入的氧气量等均会增加。所以，只要运动持续，心肺就必须不停地供应氧气给肌肉。而适当的持续性的氧气需求，可以锻炼提升心肺的耐力，从而使身体胜任更长时间及更高强度的运动。

有氧运动需要一定的持续时间和强度，才能达到锻炼心肺的目的。运动时间一般持续 15 分钟以上。运动强度在心率上得到体现，当心率达到最大心率的 50%～75% 时，对心肺的锻炼即可达到较好效果。最大心率可以这样简单估算：最大心率（次/分钟）=220–年龄。也可更简单地用自我感觉对运动状态进行评估，当自我感觉在"很轻松""比较轻松""有点累""比较累""很累"五个等级中处于"有点累"和"比较累"之间时，也可以认为运动强度达到了要求。有氧运动的训练讲究循序渐进，衰弱老年人更要注意。在锻炼之初，强度能达到自感"有点累"（心率达到最大心率 50%）即可，之后再根据适应情况逐渐提升。

有氧运动常以身体大肌群发力为主，甚至是全身发力，所以在有氧运动前需要做一定量的热身运动，以保证关节肌肉的灵活，同时热身运动可以避免诱发一些潜在的伤病。若运动中不适感强烈，应立即终止运动，前往就医，避免接下来的运动中受伤或者加重伤势。常见的有氧运动有长距离慢跑、快步走、骑自行车、游泳、有氧健身操、跳舞、跳绳、登山等。

有氧运动执行简单，又能有效地提升心率，使身体快速进入适应运动的活跃状态以更好地迎接接下来的运动，所以在一个多组分运动计划里，有氧运动往往先于抗阻力锻炼开展。

而对于衰弱老年人，能够耐受的运动强度比普通人要小很多，但同样能达到锻炼的目的。衰弱老年人要根据自己的运动能力和心肺功能来选择一些力所能及的活动作为初始的锻炼。例如，对于轻度衰弱的老年人，可以尝试快步走、太极拳；中重度衰弱的老年人，可以尝试从一次步行5分钟，每天3次开始；极重度衰弱的老年人，在扶持下缓慢步行也能达到改善衰弱的效果。

▌抗阻力训练

抗阻力训练，顾名思义是要对抗一定阻力的锻炼活动，目的是提升肌肉力量，是防止肌肉废退和促进肌肉生长的重要手段。衰弱老年人中，肌肉衰退不仅导致了力量下降，难以应付日常需求，而且薄弱的肌肉无法保护骨骼与关节，使其在运动中极易受到损伤。因此，科学地进行抗阻力训练很重要。

虽然抗阻力运动在我们日常生活里很常见，无论是端起水杯还是提起筷子都可以算作抗阻力运动。但要想增长肌肉，一定需要一定强度和频率的抗阻力训练。总体来讲，较高强度下的抗阻力训练比低强度的在力量提升上效果更好，而较多重复次数则更有利于增肌。在医学中，1-RM指完成一次动作时可负担的最大重量，常被当作评估个人力量的指标使用。例如，张老伯举重的1-RM是40 kg，就意味着张老伯最多能举起40 kg。80%的1-RM的强度是目前常用的抗阻力训练强度。但有些抗阻力训练的强度难以以重量表示，如爬楼梯、坐位伸腿等。我们仍可以使用自我感觉评估法进行估计，当进行到"有点累"到"比较累"之间时，我们也可以认为强度达到了。

衰弱老年人的抗阻力训练应尽可能模拟日常功能性任务，如从坐到站的运动、上楼梯、举小哑铃等。衰弱老年人抗阻力训练的重点应该放在更有助于大体运动的下半身肌肉上，如双腿屈伸肌群及臀部肌群。原因是下半身肌肉有助于保持身体稳定性，并且可以弥补在年龄相关的肌肉损失中下半身肌肉往往损失更严重的差距。需要强调的是，抗阻力训练和有氧运动一样需要循序渐进，在训练之初不宜定过高的目标，锻炼初期也应尽量避免连续进行多组抗阻力训练。

平衡性锻炼

平衡感在日常生活中扮演着重要角色，让我们无论是在静立还是移动时不会摇摇晃晃甚至跌倒。因此，训练提升平衡感，降低其跌倒受伤风险，是衰弱老年人运动锻炼中不可缺少的一类。

平衡训练包括多种运动形式，如从倚坐到独立坐、从睁眼站立到闭眼站立、从直线行走到抗外力行走等。此类练习应在有专门的人员密切保护下进行，以降低训练中的跌倒受伤风险。平衡训练也需要遵守循序渐进的基本原则，支撑面积由大到小、由静态训练到动态训练、内容由简单到复杂、由睁眼到闭眼等，具体实施应根据个人情况而定。平衡训练既可以在抗阻力训练后单独进行，也可以添加在阻力或柔韧性训练中。

柔韧性锻炼

柔韧性是指身体各个关节的活动幅度及跨过关节的韧带、肌腱、肌肉、皮肤的其他组织的弹性伸展能力。柔韧性训练是指通过完成关节的各种活动来锻炼肌肉、肌腱和韧带等软组织的伸展能力。通过训练不仅能保持这些软组织的弹性，还可以增加关节的灵活性和稳定性，减少在运动时出现扭转过猛、动作过大造成扭伤、拉伤等情况。因为，日常生活活动往往是全身多关节参与完成的，所以在进行柔韧性训练时应该考虑和涵盖到全身多个关节。常见的四肢大关节及脊柱关节柔韧性锻炼有抬腿、压腿、转踝、耸肩、举手、摆手、摸背、弯腰、扭腰、曲颈、转头等；除此之外，对小关节的锻炼也非常重要，如伸张手掌、活动手指、屈伸脚趾等。而对于衰弱老年人来说，可以在开始的时候借助他人或器械来完成小幅度锻炼，并逐渐过渡到主动完成，再加大幅度与强度。辅助或被动锻炼时需格外注意幅度与强度，避免损伤。

柔韧性训练是一个长期的过程，需警惕强度过大造成拉伤扭伤，伸展时应做到谨慎缓慢地逐渐增加拉伸范围。与平衡性训练类似，柔韧性训练可以与其他运动方式相结合，也可以单独作为两组抗阻力训练间的一部分单独进行。

衰弱老年人该如何锻炼？

在开始锻炼之前，每位老年人都应该做到"知己知彼"。首先，了解和评估自己身体状况，最好是找有经验的老年医学专科医生或康复师进行评估及诊断。然后，根据评估的结果，制定一个包括了以上4类运动（有氧、抗阻、平衡、柔韧）的多组分综合锻炼方案，推荐频率为每周2～3次。在强度方面，应该以一个中低强度开始，根据自身情况循序渐进地增加强度，逐渐过渡到同龄健康人群的强度。一个适合衰弱老年人的个体化配比方案和运动计划需要在专业人员的指导下拟定和执行，同时可根据自身适应情况适量减少锻炼初期的每次时长及强度。表2-7-1总结了多个衰弱老年人运动的论文中的推荐，提供了一个供参考的方案。这个方案推荐了各运动类型的搭配时间比例，还提供了判定运动强度的方法。

表 2-7-1　衰弱老年人综合锻炼参考方案

运动类型	运动时长	注意事项
有氧运动	15～20分钟	最初以中低强度开始，能够感到呼吸加快、加深，但能够参与言语对话，逐步发展到中等强度，即呼吸更迅速，言语对话比较困难,心率达到75%最大心率,自感接近"比较累"
抗阻力训练	7～10分钟	最初可以以20%的1-RM进行训练，逐步加量至80%，在训练中应关注自身肌肉力量的增长，及时更新对自身的评估以制定接下来的训练强度
平衡性训练	4～8分钟	强度为自感在"有点累"和"比较累"之间，根据自身情况，最初可以在外力帮助下进行，逐渐按照支撑面积由大到小、由静态训练到动态训练、内容由简单到复杂、由睁眼到闭眼的原则增加训练的难度
柔韧性训练	4～7分钟	强度也在"有点累"和"比较累"之间即可，结合主动伸展与被动伸展，最初的每次拉伸都应保证谨慎而缓慢，感到疼痛和麻木应该停止增加幅度。在长期锻炼中慢慢增加拉伸幅度和频率

注：每次锻炼时间总和为30～45分钟，每周重复2～3次。

对于中重度的衰弱老年人，运动训练的目标是防止衰弱的进展；对于轻度衰弱的老年人，运动训练还可能逆转衰弱状态，回归健壮。

衰弱前期是介于健壮和衰弱之间的中间状态。处于这一阶段的老年人，更应该抓住这个关键时期，通过运动训练，回到健壮状态。这一阶段需要进行更注重抗阻力和平衡的训练，建议的运动量也要高于已经衰弱的老年人。表 2-7-2 提供了一份衰弱前期老年人参考运动方案。

表 2-7-2 衰弱前期老年人综合锻炼参考方案

运动类型	运动时长	注意事项
有氧运动	10 分钟	最初以中低强度开始，能够感到呼吸加快、加深，但能够参与言语对话，逐步发展到中等强度，即呼吸更迅速，言语对话比较困难，心率达到 75% 最大心率，自感接近"比较累"
抗阻力训练	20 分钟	应该以更高的初始强度进行训练，逐步加量至 80% 1-RM，在训练中应关注自身肌肉力量的增长，及时更新对自身的评估以制定接下来的训练强度
平衡性训练	20 分钟	强度为自感在"有点累"和"比较累"之间，根据自身情况，尽量摆脱外力帮助下，独立地循序渐进地进行不同难度的训练
柔韧性训练	10 分钟	强度也在"有点累"和"比较累"之间即可，结合主动伸展与被动伸展，最初的每次拉伸都应保证谨慎而缓慢，感到痛麻便可停止增加幅度。慢慢增加拉伸幅度和频率

注：每次锻炼时间总和为 60 分钟，每周重复 2 ～ 3 次。

最后还需要提醒的是，运动锻炼是一个长期的过程，坚持得越久越有效果。

愿每一位老年人，都能从坚持不懈的运动中获得对抗衰弱的益处，享受更加健康、幸福的晚年。

老年衰弱综合征 管理手册

小贴士

- 运动是改善衰弱的最重要方法，再衰弱的老年人，也能够从适合的运动中获得益处。
- 运动锻炼分为有氧运动、抗阻力训练、平衡性训练和柔韧性训练。
- 衰弱老年人在运动锻炼之前，最好请专业的医生或康复师对身体状况进行评估，然后制定合适的训练计划，部分训练需要在专业人员协助下进行。
- 运动锻炼是长期的过程，应该成为一种健康生活方式。

（程睿）

参考文献

[1] ANGULO J，EL ASSAR M，ÁLVAREZ-BUSTOS A，et al. Physical activity and exercise：strategies to manage frailty [J]. Redox Biol，2020，35：101513.

[2] BRAY N W，SMART R R，JAKOBI J M，et al. Exercise prescription to reverse frailty [J]. Appl Physiol Nutr Metab，2016，41（10）：1112-1116.

第八章 人是铁，饭是钢：衰弱老年人怎么吃好？

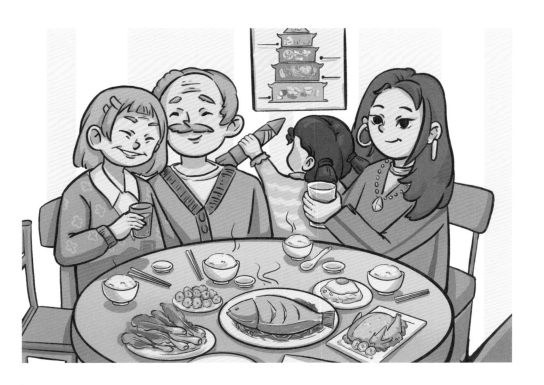

王爷爷，80岁，和老伴居住，子女在同一个城市工作。10年前牙齿完全脱落，装了全口假牙。患有糖尿病、高血压、痛风、冠心病、膝关节骨关节炎。老两口节约，平时家里人少，一顿就两个菜，有时吃剩菜。近1年王爷爷食欲欠佳，三餐多食用稀饭及软烂面条，因咀嚼困难很少吃菜和水果。怕上厕所不方便不敢多饮水，基本无户外运动，白天坐在沙发上看看电视打打盹，晚上总是失眠。周末子女带着孙子回来，总是要做一大桌好饭好菜，一家围坐其乐融融，每当这时，王爷爷的胃口就会比平时好很多。儿女总是劝爸妈不要太节俭，想吃啥就说，子女来不及亲自买，还可以快递送过来。为了让王爷爷吃好，子女查了不少资料，也带王爷爷去看了老年科。原来，想要让像王爷爷这样的衰弱老年人吃好，还得从多方面着手。

　　中国有句俗话说，"人是铁，饭是钢"。人们发现，身体好的老年人，胃口也好，不能吃的老年人，身体都很虚弱。确实如此，老年人吃不好，一定会越来越衰弱。相反，良好的营养摄入能预防衰弱，延缓衰弱的发展。那证明营养摄入改善衰弱的研究，到底发现了什么呢？怎么吃，才是良好的营养摄入呢？

营养与衰弱的相关性

国内外大量研究表明，合理膳食的人发生衰弱的风险更小，合理膳食具有的抗炎特性和抗氧化作用在一定程度上可以延缓衰弱的发展。西班牙的一项长达 3.5 年的研究表明：膳食均衡、多吃水果和蔬菜的老年人比同龄人衰弱的患病率更低。我国的一项衰弱人群调查显示：衰弱人群较健康人群而言，蔬菜、水果、奶类的摄入明显不足，这提示不合理膳食可能是他们衰弱的原因之一。

合理膳食富含人体各种生理、体力活动需要的营养，可帮助老年人更好地适应身体机能的改变，有效减少和延缓营养、代谢相关疾病的发生和发展。而不合理的膳食，包括高盐、高油、高糖等，可导致代谢综合征、糖尿病、高血压、心脑血管病等慢性疾病，进而促进衰弱的发生发展。研究还发现，改善整体的膳食结构比补充单一的营养元素（蛋白质、维生素D、钙等）更加合理，能更有效地预防衰弱的发生发展。

已经出现衰弱的老年人群，则更容易发生营养不良及相关的健康问题。这是为什么呢？较同龄人而言，衰弱老年人更容易出现牙齿脱落、咀嚼吞咽功能下降、味觉食欲减退和消化吸收能力减弱等情况，这增加了衰弱老年人进食正常饮食的难度；衰弱老年人消化吸收能力减弱，以及有时受抑郁、焦虑等心理因素影响，饭量也会减小；衰弱老年人日常生活能力及活动能力的降低，社会家庭支持不足，会影响衰弱老年人得到足量和品种丰富的餐食；如果还患有多种慢病，服用多种药物，那么疾病和药物不良反应也会影响食欲和食量。这些都是衰弱老年人更容易出现膳食问题，从而引发营养不良、贫血、骨质疏松、体重异常及肌肉功能衰退等问题的原因。

衰弱老年人膳食常见问题

▌进食量少和种类单一化

不难发现，绝大多数老年人的进食量会因多种原因而有不同程度的减少，而且进食的多样化逐渐降低。其中，衰弱老年人食量减少得更为明显，食物种类过于单一化的问题更加突出。长期食物数量和种类的减少最终会导致人体蛋白质、营养素的缺乏，从而加速机体进一步衰弱。

▌水分摄入不足

不少衰弱老年人存在饮水不足的问题。饮水量不足可引起血容量不足、血液黏稠度增高、尿路感染、肾结石等多种问题。有研究发现，老年人水分摄入不足可与心血管疾病、跌倒、骨折、压疮、伤口愈合慢等有关。长期液体摄入量不足还与许多慢病及疾病的合并症密切相关。

▌健康体重认识误区

体重下降本身就是衰弱的一种表现。在我国，"千金难买老来瘦"的传统观念使许多人误认为老年人体重低是好事，进而对通过合理膳食维持健康体重不重视。确实体重过大与许多代谢性疾病和关节疾病相关，但对老年人来说，除非 BMI 高于 $30\,kg/m^2$，否则体重丢失都不会带来好处。

■ 就餐环境不良

就餐环境不良对老年人的进食量和营养状况的负面影响大于人们的想象。由于社会环境变化，传统的一家人围坐在桌前进餐的机会越来越少。越来越多的老年人独自进餐，进餐时将就吃点剩饭、不规律进餐等现象愈加普遍。这些都属于不良的就餐环境。不良就餐环境造成食欲缺乏，进食量下降和营养摄入不充分，是导致衰弱的社会性问题，也将引起衰弱的发生发展。

老年人合理膳食的原则

衰弱老年人首先应遵照老年人合理膳食指南的原则安排膳食，目的是预防衰弱和延缓衰弱的发展。在此基础上，根据慢病、术后康复期、管喂等个体特殊情况咨询营养师，以制定个体化的膳食方案，达到最优的膳食方案。

各国膳食指南中营养要点大致相似，即多吃蔬菜和水果、鼓励食物多样化（选择营养素丰富的各类食品）、保持能量平衡并控制盐、糖、油和酒精的摄入。《中国老年人膳食指南（2016）》和2017年我国卫生健康委发布的卫生行业标准《老年人膳食指导》，可以作为衰弱老年人膳食安排的指南性文件。现将上述文件中推荐的老年人膳食原则概括如下：少量多餐细软、摄入充足食物、合理补充营养、主动足量饮水、维持适宜体重、增加户外运动，以及改善就餐环境。

■ 少量多餐细软

老年人因食欲减退、消化能力降低等原因每餐食量不同程度减少，若强迫每餐食量达到标准容易导致衰弱老年人胃部胀闷不适，此时可采用三餐两点制或三点制，即固定三顿正餐，正餐之间可适当进行加餐。每次正餐占全天总能量的 20% ～ 25%，每次加餐的能量占 5% ～ 10%。牙齿脱落、咀嚼吞咽功能下降的衰弱老年人，应选择易咀嚼、易消化的食物，烹调方式尽量多样化，以蒸、煮、炖的方式使菜肴更加软烂，便于吞咽。存在吞咽障碍的老年人可以在营养师或康复治疗师的指导下，选择适当的半流质、糊状食物和介护食品（universal design food）。介护食品是针对具有咀嚼功能障碍或者吞咽障碍的老年人，通过调整食品的物理状态，供给高龄老年人充足营养的一类食品。老年人进餐时应尽量细嚼慢咽，以促进唾液、胃肠道消化液的分泌，更好地品味食物、更快地消化吸收。

摄入充足食物

老年人膳食指导推荐，为了实现食物多样性，保证能量、优质蛋白质、矿物质、维生素的供给，每人每天应至少摄入 12 种及以上的食物。早餐宜有 1 ～ 2 种以上主食、1 个鸡蛋、1 杯奶，另有蔬菜或水果。中餐、晚餐宜有 2 种以上主食，1 ～ 2 种荤菜、1 ～ 2 种蔬菜、1 种豆制品。可采用多种方法使饭菜色香味美、温度适宜，以增加老年人食欲和进食量，保证正餐的能量摄入。一般建议老年人每日非液体食物摄入总量不少于 800 g，摄入量不足的老年人，餐前和餐时应少喝汤水，少吃汤泡饭。

合理补充营养

老年人三餐应增加营养丰富容易消化吸收的奶类、瘦肉、鱼类和大豆制品等，加餐可选择能量和优质蛋白质较高并且自己喜欢吃的食物，如蛋糕、牛奶、酸奶、坚果等。大量研究显示钙和维生素 D 与衰弱的发生发展密切相关，其他各种维生素及铁、锌、硒、铬等微量营养素也必不可少。若因食量过小而导致营养素摄入不足，可选用强化食品（fortified food）作为补充，强化食品是添加了一定量食品营养强化剂的食物。无法正常进食的老年人应在医师和临床营养师的指导下，口服补充肠内营养或特殊医学用途食品，以保证充足的营养素摄入。

主动足量饮水

为预防低摄入量脱水、减轻机体损害，老年人要主动少量多次饮水，每次 50 ～ 100 mL。适宜环境温度和一般活动强度下，在没有特殊临床情况（心力衰竭、肾衰竭等）时，老年人每天的饮水量应 ≥ 1200 mL，以 1500 ～ 1700 mL 为宜，老年男性可适当增加。推荐首选温热的白开水，也可选择淡茶水、包装饮用水或个人喜欢的饮品。清晨及睡前 1 ～ 2 小时宜饮 1 杯温开水（约 200 mL）。

维持适宜体重

BMI 是利用身高和体重之间的比例衡量体重的指标，BMI= 体重 /（身高）^{2}。目前多认为，在血脂指标正常的情况下，老年人 BMI 在 20.0 ～ 26.9 kg/m^2 为宜，即老年人的 BMI 应在全人群正常值（18.5 ～ 24 kg/m^2）偏高的一侧为宜，且应注意避免腹围过大（男性 ＜ 85 cm，女性 ＜ 80 cm）。另外，还需结合体脂和本人健康情况来综合判断，必要时需要咨询营养师，得到个性化营养评价和指导。根据《中国老年人膳食指南（2016）》的建议，老年人应时常监测体重变化，如果体重在 30 天内降低 5% 以上，或 6 个月内降低 10% 以上，应及时到医院进行必要的检查。

▍增加户外运动

适当的户外运动可促进食欲，增加进食量，维持健康体重，有效预防骨质疏松、肌少症等疾病的发生发展。衰弱老年人的运动方案已在本书第二篇第七章详细介绍。

▍改善就餐环境

对于老年人自身而言，应积极主动与外界交流，尝试多结交朋友，多参与群体活动。孤寡、独居老人可尝试烹制自己喜爱的食物，或到社区食堂等就餐环境浓厚的场所，提高进食欲望、增加食物摄入量。有家人陪伴的老年人，周围人应积极与老年人多交流、互动，了解老年人喜好、口味及对食物软硬度的要求，并邀请老年人参与食物的准备过程，创造有趣、轻松的就餐环境，提升其就餐舒适度。

衰弱老年人怎样安排日常膳食？

按照上面的合理膳食原则，我们怎样为老年人安排日常膳食呢？我国《老年人膳食指导》根据老年人每日所需总能量和蛋白质、脂肪等多种宏量营养素及多种微量元素，罗列出了建议老年人选择的具体食物种类、重量及适宜的搭配。衰弱老年人可根据自己的喜好及进食能力，从这些建议中更多元化地选择膳食搭配。

主食

谷类为主，粗细搭配。在每日的精米白面等细粮的基础上，适量摄入玉米、紫米、高粱、燕麦、荞麦、麦麸等谷物，并增加红薯、土豆、山药等薯类食物的摄入量。根据身体活动水平不同，每日摄入谷类量男性250 ～ 300 g，女性200 ～ 250 g，其中粗粮需达到50 ～ 100 g。

蛋白质

常吃富含优质蛋白质的鱼类、禽类、蛋类、奶类和瘦肉，平均每日摄入鱼虾及禽肉类食物50 ～ 100 g，鲜牛奶或相当量的奶制品250 ～ 300 g，蛋类25 ～ 50 g，畜肉（瘦）40 ～ 50 g。应保证优质蛋白质占膳食总蛋白质供应量50% 及以上。另外，还需增加植物蛋白质的摄入，每日应摄入30 ～ 50 g 的大豆或相当量的豆制品（如豆浆、豆腐、豆腐干等）。

水果蔬菜

应保证每日摄入足量的新鲜蔬菜和水果，并尽量做到品种多样化。建议多吃菠菜、油菜、芥菜、西蓝花、茼蒿、韭菜、生菜、西红柿、胡萝卜、南瓜、红辣椒、红苋菜、紫甘蓝等深色的蔬菜。每日蔬菜摄入推荐量为300 ～ 400 g，其中深色蔬菜应占一半；每日水果摄入推荐量为100 ～ 200 g。其中糖尿病等特殊人群应注意选择适宜的低糖水果。

油脂和调料

老年人饮食宜少油、少糖、少盐、不辛辣，少吃烟熏和腌制肉制品，少吃肥肉、高盐和油炸食品，不喝或少喝含糖饮料。平均每日烹调油食用量控制在 20 ～ 25 g，尽量使用橄榄油、芥菜籽油和花生油等植物油。每日食盐摄入量应不超过 5.0 g。

▎饮酒

饮酒是中国的文化和饮食传统。对衰弱老年人来说，如饮酒应限量。每日饮酒的酒精含量，男性不超过 25 g，相当于啤酒 750 mL，或葡萄酒 250 mL，或 38° 白酒 75 g，或高度白酒（38° 以上）50 g；女性不超过 15 g，相当于啤酒 450 mL，或葡萄酒 150 mL，或 38° 白酒 50 g。患肝病、肿瘤、心脑血管疾病等老年人不宜饮酒，疾病治疗期间不应饮酒。

小贴士

- 合理膳食能减少营养不良和衰弱的风险，衰弱老年人更需要合理膳食，保证营养。
- 衰弱老年人常见的营养问题有：进食量少和种类单一化、水分摄入不足、健康体重意识误区和就餐环境不良。
- 老年人合理膳食的原则是少量多餐细软、摄入充足食物、合理补充营养、主动足量饮水、维持适宜体重、增加户外运动，以及改善就餐环境。
- 衰弱老年人的日常饮食安排，需要谷物为主，粗细搭配，保证足够蛋白质，丰富的果蔬，口味清淡，饮酒限量。

（乔闰娟）

参考文献

[1] 孙建琴，张坚，黄承钰，等.《中国老年人膳食指南（2016）》解读与实践应用 [J]. 老年医学与保健，2017，23（2）：69-72.

[2] WARD R E, ORKABY A R, CHEN J, et al. Association between diet quality and frailty prevalence in the Physicians' Health Study[J]. Journal of the American Geriatrics Society, 2020, 68（4）: 770-776.

[3] OTSUKA R, TANGE C, TOMIDA M, et al. Dietary factors associated with the development of physical frailty in community-dwelling older adults[J]. The journal of nutrition, health & aging, 2019, 23（1）: 89-95.

[4] RASHIDI POUR FARD N, AMIRABDOLLAHIAN F, HAGHIGHATDOOST F. Dietary patterns and frailty: a systematic review and meta-analysis[J]. Nutrition Reviews, 2019, 77（7）: 498-513.

[5] SHI Z, ZHANG T, BYLES J, et al. Food habits, lifestyle factors and mortality among oldest old Chinese: the Chinese Longitudinal Healthy Longevity Survey （CLHLS）[J]. Nutrients, 2015, 7（9）: 7562-7579.

第九章　保护肠道菌群，减少老年衰弱

　　73 岁的张奶奶最近遇到一个烦心事。以前的她长期便秘，经常自己买番泻叶泡水喝，便秘的问题倒是解决了，但最近半年又开始经常拉肚子。每次拉肚子，她总是自己去买抗生素吃，但这几次吃完后拉得更厉害了。张奶奶去查了胃肠镜，医生却说并没有什么大问题。做了全面的体检，也并没有发现什么大病。她很纳闷，自己这半年一直拉肚子，体力越来越差，跳广场舞现在跳几步都累得浑身没劲，人也瘦了很多，到底是为什么呢？

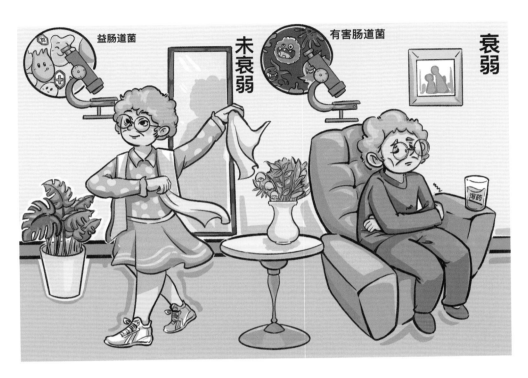

　　早在 2000 多年前，西方的"医学之父"希波克拉底就曾说过："百病始于肠"。奇妙的是，这句看似天马行空的话正被现代医学一步步证实。研究发现，衰弱也同样和肠道菌群密切相关。衰弱患者体内存在着肠道菌群的紊乱。而保护肠道菌群，在一定程度上也能减少老年人衰弱的患病率。

📖 什么是肠道菌群？

　　肠道菌群是寄居在人体肠道内的微生物的总称，其中大部分是细菌。是的，每个人的肠道中都有大量的细菌，正常的肠道菌群对维持人体营养、免疫、代谢等多个方面至关重要，肠道菌群的变化会导致和加重衰弱。

肠道菌群具体包括哪些细菌？

按照菌群的"好坏"分，肠道菌群可分为三种类型。第一种是好细菌（有益菌），这些细菌占了肠道菌群的99%以上，它们跟人体形成良好的合作关系，帮助消化各种食物，并保护我们的肠道。第二种是坏细菌（致病菌），它们是健康的破坏者，正常情况下肠道中没有这些细菌，一旦误食进入肠道，就会兴风作浪，导致腹痛、腹泻等各种症状。第三种是中性菌，是肠道中的不稳定因素。当肠道健康时，这些菌就安分守己；但如果共生菌群被破坏了，这些家伙就会开始"造反"，导致多种肠道疾病。

肠道菌群对于人体有什么作用？

首先，也是最重要的，帮助人体吃饭。细菌是帮助肠道消化食物的助手。它们对摄入的食物成分进行加工，转化为各种营养物质，供人体吸收和储存。其次，保持正常的肠道功能。正常的肠道菌群为了改善居住环境，会分泌有益物质来给肠壁细胞提供能量，为房子添砖加瓦，促进肠壁细胞的生长和更替。再次，保护人体的健康。大量细菌附着在肠壁上，为肠道穿上了一层天然盔甲，以避免肠壁与有害物质直接接触。最后，消灭致病菌。有益菌与致病菌都以肠道为生存环境，致病菌的入侵直接侵占了共生菌群的地盘。面对这种情况，占绝对优势的共生菌自然不会答应，它们第一时间就会发动战争来保卫自己的生存家园和宿主的健康。

衰弱老年人的肠道菌群发生了什么变化？

肠道菌群在正常情况下处于动态平衡状态，但当这种平衡趋于紊乱而逐渐失衡时，就会导致营养——免疫平衡的破坏，引发或加重衰弱。衰弱老年人肠道会出现菌群多样性下降、稳定性下降，个体差异增大。原本一些含量较多的微生物数量降低，而原本不占优势的微生物数量增加。这些变化会使老年人发生衰弱、感染、肿瘤等疾病的频率和严重程度增加。除此之外，肠道菌群的丰富性和衰弱程度呈负相关，也就是肠道菌群的组成越丰富、种类越多，衰弱程度越轻。

为什么衰弱老年人会发生肠道菌群失调？

衰弱老年人肠道菌群失调的主要原因有：①年龄因素，随着年龄的增长，肠道中有益细菌数量降低、有害细菌数量升高，最终可能导致肠道菌群失衡的发生。②饮食因素，肉类、熏烤、油炸及腐败食品，会减少肠道内有益细菌、增加有害细菌，导致机会致病菌"变坏"，造成肠道菌群失调。此外，如果饮食中缺乏膳食纤维，那么肠道菌群会被活活"饿死"，导致肠道菌群失调。③环境因素，我们的生存环境在一定程度上决定了肠道菌群的生存环境，如生活作息的方式、气候和温度的变化、酒精与烟草等有害物质的接触都会影响肠道菌群结构。④不合理用药，在众多药物中，抗生素对肠道菌群的影响最大。长期不合理使用泻药及含有助泻成分的减肥药物也会破坏肠道菌群的平衡。而质子泵抑制剂（名为XX拉唑的药物就是这一类）、抗抑郁药等精神类药品对肠道菌群的多样性及一部分细菌的组成也有较大影响。此外，同时服用多种药物也可能对老年肠道菌群有重要干扰。

肠道菌群失调会对衰弱老年人产生怎样的影响？

肠道菌群失调对衰弱老年人最常见的影响有：①营养合成障碍。肠道菌群失调会阻碍多种维生素、蛋白质等营养物质的合成与代谢，从而进一步加重衰弱老年人的无力、消瘦等症状。②免疫功能受损。肠道正常菌群通过刺激和激活人体免疫系统来激活免疫细胞，而肠道菌群失调会降低衰弱老年人的免疫功能。③肠道抗感染能力下降。肠道菌群失衡，肠道中的致病菌数量增加，会破坏肠道的生物屏障，导致病原菌和外来菌引起肠道感染的概率升高。④加重衰弱。以上不良影响会增加衰弱老年人的衰弱程度，没有衰弱的老年人也可能因此变得衰弱。

应该怎么保护我们的肠道菌群？

保护肠道菌群，最重要的是膳食的平衡

虽然衰弱的特征之一是乏力，但并不是长期大鱼大肉"进补"就可以改善衰弱。高热高脂饮食既不利于肠道菌群生长，也增加罹患其他疾病的风险，反而会加重衰弱。良好的饮食结构和习惯对维持肠道菌群的平衡非常重要。多吃蔬菜、粗粮等富含膳食纤维的食物，不仅能滋养肠道菌群，还能为身体提供多种维生素和微量元素。含有较多膳食纤维的食物包括水

果（牛油果、无花果和番石榴等）、蔬菜（莲藕、红萝卜、西蓝花、芹菜、南瓜和花椰菜等）、粗粮（土豆、大麦、魔芋、茄子、薯类和燕麦等）、豆类、菌类和坚果。除了膳食纤维以外，补充蛋白质和维生素 D 也是衰弱的预防和治疗方法之一。通过食用牛肉、鱼虾等优质蛋白可以促进肌肉的合成。而维生素 D 可以提高神经、肌肉的功能，并能预防跌倒、骨折和改善平衡能力。

█ 合理使用药物也很重要

不能滥用抗生素。阿莫西林、X 霉素、XX 头孢、XX 沙星是生活中常见的抗生素。抗生素可以抗击炎症，因为它们可以杀死感染我们的细菌。然而，当抗生素消灭有害细菌的时候，也会影响肠道中的益生菌。当体内有益菌的数量下降时，菌群平衡会被打破，就会导致有害细菌大量增殖，甚至那些中性菌也会跳出来威胁我们的健康。合理使用抗生素需要注意以下几点。

首先，严格掌握适应证。例如，流感一般是病毒引起，抗生素并不能杀死病毒，因此没有必要使用抗生素。而轻微的感冒、腹泻等是可以自愈的疾病，也可以不使用抗生素。让医生开具抗生素处方，而不是自行购买抗生素。医生的专业知识能把握好抗生素的适应证。

其次，尽量使用小剂量。用小剂量就能取得疗效则不用大剂量；尽量使用窄谱抗生素，用窄谱抗生素（如青霉素）能达到目的则不使用广谱抗生素（如头孢等）。小剂量不是任意减少剂量，合适的剂量需要医生来把握。

再次，不要滥用泻药。老年人由于肠道蠕动变慢和活动量减少，常常容易出现便秘。有些老年人常常自行购买番泻叶、酚酞片泻药等服用（酚酞片已经于 2021 年 1 月 8 日被国家药监局禁止生产销售）。但有些种类的泻药具有较强的刺激性，服用这类药物后短时间内即可引起剧烈的肠蠕动，造成腹泻，有时还伴有腹痛，腹泻后会使便秘患者感觉很轻松。然而，这类药物只适合短期（1～2 次）应用，长期使用会导致依赖性，同时会破坏肠道正常的菌群，甚至会导致结肠病变。泻药的使用也需要咨询医生。

最后，优化多重用药，有助于肠道菌群保持健康。多种慢性病和一些错误的用药观念，导致老年人同时服用多种不同药物的情况较为常见。在医生的指导下优化多重用药，只用必要的药物，考虑药物相互作用和药物不良反应，能够减少多重用药对肠道菌群的不良影响。

补充微生态制剂可以有效调节肠道菌群

微生态制剂主要包括益生菌、益生元和合生元。

益生菌制剂是指直接把含有有益身体健康的细菌制作成的生物制品。我们最经常听到的益生菌有双歧杆菌、乳杆菌、肠球菌等。益生菌可以通过多种机制发挥减少衰弱的作用：①保持正常肠道功能。人体通过肠道菌群的生长和各种代谢作用促进肠道菌群的正常化，抑制肠道腐败物质的产生，维持衰弱老年人肠道正常功能。②促进消化吸收。益生菌可以发酵膳食纤维生成有益物质，从而帮助衰弱老年人消化吸收食物。③增强免疫力。益生菌进入肠道，一方面它们在肠道定居，维持肠道菌群的平衡；另一方面益生菌可以直接作用于人体免疫系统，诱发肠道免疫，刺激免疫器官，促进免疫细胞活性，从而增强衰弱老年人的免疫功能。

益生菌制剂的使用还有很多注意事项。首先，需要正确的保存方法。益生菌制剂中的细菌，在适当的条件下才能够存活最长时间，保证服用达到预期效果。一定要按照说明书的要求保存益生菌制剂。例如，双歧杆菌乳酸菌活菌片和酪酸梭菌活菌胶囊等益生菌制剂需要冷藏保存。其次，需要和抗生素间隔数小时服用。益生菌也是菌，抗生素对益生菌和致病菌是无法明确区分的。如果同时服用，抗菌药物将杀死益生菌。最后，服用益生菌时要用温水送服。过高的温度会导致活细菌被烫死，从而削弱疗效。40℃以下的温水最适合。除温水外，也可以用同样温度的牛奶、果汁送服。

　　此外，号称添加了益生菌的食品，如酸奶、饮料等，无法像药品一样严格保证生产、运输和贮存的温度，其中的细菌活性不能保证，是不能当作益生菌药品来使用的。而即使是医院开具的益生菌制剂，也建议只在有腹泻、消化不良等消化道症状的时候，在医生指导下服用。长期不适当的使用，也可能会导致自身原本的菌群失衡。

　　益生元通常作为膳食补充剂，是有益菌的"食物"。它们无法被人体消化，所以会一路下行进入下消化道或者结肠。在那里它们会被有益菌发酵产生有益的代谢产物，而不会促进有害菌生长。常见的益生元包括低聚糖、低聚麦芽糖和乳果糖等；还包括天然的节旋藻和螺旋藻等。其中，菊粉作为一种天然的低聚糖，经常被作为食品添加剂使用。益生元可以提高衰弱患者的肌肉力量、减轻乏力和提高机体免疫能力。

　　合生元是指益生菌和益生元的混合制剂，它不仅能发挥益生菌的生理活性，还能选择性增加益生菌数量，使其效果更加显著和持久。目前，合生元产品主要存在于保健食品中。

由于益生元和合生元大多属于保健食品，虽然可以在一定程度上预防疾病的发生，但不能完全起到药物一样的治疗作用。当疾病发生时，还是要咨询有经验的医生来制定有效的药物治疗计划控制疾病。当疾病得到控制时，再搭配使用益生元或合生元，一起恢复身体的平衡。

　　总之，肠道菌群是一个非常庞大的系统，与人体的健康有着复杂的关系。对于普通的居家老年人来说，平时注意饮食结构，清淡、低脂饮食，多吃含膳食纤维和高蛋白的食物，可以有效保护肠道菌群平衡。结合加强锻炼，可以有效预防或缓解衰弱。

小贴士

● 肠道菌群失调会加重衰弱。

● 多吃蔬菜、粗粮等富含膳食纤维和鱼肉、牛肉等富含优质蛋白的食物，少盐、少油、清淡饮食，有助于保持健康的肠道菌群。

● 合理使用药品，能减少对肠道菌群的不良影响。请在医生指导下使用药物，不滥用抗生素，不滥用泻药，多重用药要合理。

● 肠道微生态制剂能帮助恢复或维持正常的肠道菌群，但也需要在医生指导下服用。

（周黎行）

参考文献

[1] DI SABATINO A，LENTI M V，CAMMALLERI L，et al. Frailty and the gut[J]. Digestive & Liver Disease，2018：S1590865818302287.

[2] JACKSON M A，JEFFERY I B，BEAUMONT M，et al. Signatures of early frailty in the gut microbiota[J]. Genome Med，2016，8（1）：8.

[3] 张启晨，陈洁. 衰弱症与代谢综合征、肠道菌群研究进展 [J]. 中国老年学杂志，2018，38（19）：235-239.

第十章　如何改善认知衰弱

吴老伯今年七十有三，但身体硬朗，每天买菜、遛弯、打牌，可前不久摔了一跤，腿骨骨折。吴老伯乖乖地在床上躺了3个月，腿恢复得不错，可以下地走走了。可是变得做事丢三落四，家务干不了，胃口很差，感觉生活无趣。老伴张大妈看吴老伯郁郁寡欢，没精打采，请来了好友老李陪他。尴尬的是，吴老伯一开始居然没有认出老李，谈话也反应迟钝。张大妈带吴老伯去看了老年科。医生说，吴老伯不是阿尔茨海默病，达不到痴呆的程度，只是认知衰弱了，通过合理的干预是可以康复的。

张大妈通过学习为吴老伯制定了特殊的营养菜单，平时也鼓励吴老伯多参加社区的活动，饭后散散步。吴老伯有时跟着张大妈跳几下广场舞。吴老伯以前书法写得不错，张大妈鼓励他每天都练习书法，一有机会就约来吴老伯的朋友一起欣赏吴老伯的书法作品，朋友都觉得吴老伯的书法进步很大，还有人专门求吴老伯的作品，吴老伯很开心。朋友们来了也在一起打打牌、聊聊天，吴老伯的牌技越来越好，人也健谈了。张大妈看着老伴不仅腿伤恢复了，精气神也变足了，心里特高兴。

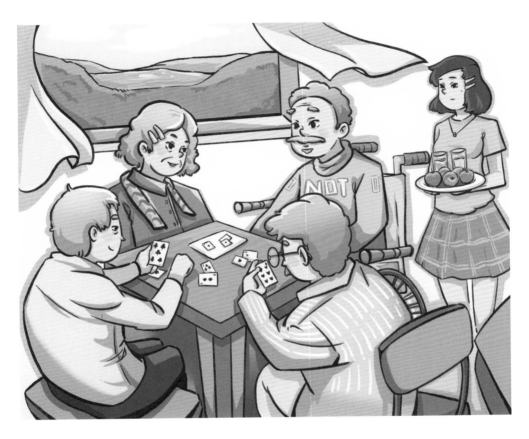

　　目前认为衰弱包括躯体衰弱、社会心理衰弱和认知衰弱三种亚型，三者之间存在相互影响，任何一种衰弱亚型都可能造成另一种衰弱亚型的发生和进展。本书中讲述的关于衰弱的方方面面，也都是关心认知衰弱的读者需要关注和了解的。本书第一篇第三章讲述了什么是认知衰弱。简单地说，认知衰弱是在躯体衰弱的同时，又发生了达不到痴呆严重程度的认知功能障碍。而这种认知障碍，往往是可逆的，也就是说，通过干预可以改善或缓解。那认知衰弱要怎么干预才能改善呢？本章我们来谈谈认知衰弱的干预方案。

保证适当的营养摄入

维持大脑的健康需要我们从饮食营养中获得充足的能量。合理适量的糖、脂肪、蛋白质摄入是保障老年人认知功能正常所必需的。本篇第八章讲述了衰弱老年人的合理膳食。这里再总结一下与认知特别相关的注意事项。

许多具有潜在抗氧化、抗炎和血管舒张作用的膳食成分和补充剂对认知功能的益处已被研究证实,包括维生素(如胡萝卜素、叶酸、维生素 B_6 和维生素 B_{12}、维生素 C、维生素 D 和维生素 E 等)、矿物质(如锌、镁和锂等)、植物雌激素、银杏叶、大蒜、姜等。食物种类的丰富和不同饮食成分之间的协同作用对老年人大脑健康益处更加明显。地中海饮食被称为健康饮食的典范,坚持地中海饮食能够在一定程度上降低轻度认知功能障碍和阿尔茨海默病(AD)的发病风险,对认知衰弱的改善也是有益的。

口腔健康对保持老年人营养状况非常重要。老年人通常会出现牙齿脱落、味觉下降,以及免疫力下降导致的长期或经常口腔溃疡等问题,这都会影响他们对营养的摄入。老年人应该及时处理口腔问题。安装假牙可不仅仅是为了美观,它可以帮我们咀嚼更多样化的食物。还可以通过餐前加工使食物更易于咀嚼、吞咽。增添适当的调味品,可以提高味觉带来的进食愉悦感。

肠道微生态的健康对老年人的认知功能有非常重要的影响。有研究表明肠道微生态紊乱可以导致大脑神经炎症,致使认知功能下降。多纤维的蔬菜，如芹菜、白菜、韭菜等都能够提供丰富的膳食纤维；非灭菌酸奶、发酵茶、食醋等食物均可补充益生菌，调节肠道微生态。老年人容易受细菌感染患上疾病，在服用抗生素后应格外注意修复肠道微生态，必要时可以在医生指导下通过肠道微生态制剂等药物调节恢复。本篇第九章专门讲述了如何维护健康的肠道微生态。

📖 积极参加运动和文娱活动

运动不仅可以改善躯体衰弱，对阻止认知衰弱的恶化也有直接帮助。散步等有氧运动可以防止正常老年人的认知功能下降，中国传统的太极拳、八段锦等对老年人的认知能力有积极影响。不同形式的运动训练方式联合更能够改善体弱老年人的身体耐力、认知能力和生活质量。躯体衰弱的老年人可以选择手指操、剪纸、画画、书法等手指活动丰富的运动锻炼大脑。

研究显示，包括阅读、写作、做填字游戏、玩棋盘、游戏卡、参加小组讨论、玩乐器在内的认知活动，以及参加集体运动、团队游戏、做家务、照顾孩子等体力活动均可改善认知功能。园艺活动也是一种很好的认知复健的综合性疗法。园艺活动通过五官六感（视觉、听觉、嗅觉、味觉、触觉和精神感官刺激）及人与植物、自然的亲密接触，使园艺活动者在获得新鲜蔬果或观赏类花卉的同时，维持日常活动能力、改善情绪、肯定自我价值、扩大社会交往，从而预防或对抗认知功能下降。中国老年人尤其喜欢从事栽种活动，这应该得到鼓励。

良好的慢病管理

糖尿病、高血脂、高血压及甲状腺功能减退等老年人常见的慢性疾病，是认知功能的慢性杀手。较好的慢病管理可以降低老年人认知衰弱的发生和发展。

糖尿病相关的认知障碍也是多病因作用的结果，相对于控制高血糖，低血糖容易被老年人群忽视，它同样是认知衰弱的潜在可预防的重要危险因素。

高血脂和高血压是心脑血管疾病的重要诱因，后者会极大增加老年人重大健康风险事件的发生，并对认知功能造成损伤。老年人应在保证营养的前提下将血脂和血压控制在合理水平。甲状腺功能异常也与认知功能有一定的关系，应该引起衰弱老年人的重视。老年人应该将甲状腺功能检查作为常规体检的项目之一，在医生指导下，给予及时诊治，防范其异常对认知功能的损害。

心理关爱

多项研究表明，老年人的心理健康对认知功能有明显的影响作用。抑郁是认知衰弱的独立影响因素，而丧偶、独居、疾病等是老年抑郁的主要诱因。老年女性认知衰弱的发生率高于男性，未婚／丧偶的老年人更容易出现认知衰弱。这些人群尤其需要重点关注心理健康。家人、照护机构、社会应该关注老年人的心理感受，及时进行心理疏导，减少或改善认知衰弱的发生。我们应该鼓励老年人参与社区活动和交流，摒弃传统观念，鼓励单身老年人追求爱情，组建家庭。老年人的照护者作为与老年人接触较多的人，应该多与老年人交流、沟通，多一些耐心和聆听，少一些不耐烦和批评。关爱是良药，一个拥抱、一个微笑、一次抚摸都会对老人带来安抚。当照护者以关爱的心态对待老人时，老人和照护者都是受益者。

睡眠与冥想

高质量的睡眠对脑健康非常重要，有益于改善老年人的记忆力。为保证老年人睡眠期质量与安全，首先应为老年人提供舒适的睡眠环境，一点白噪声，如泉水流淌的声音，或是睡前听听舒缓音乐或许都能帮助老年人入睡。适合老年人睡眠习惯、有利于个体的睡眠环境就是好的环境。保证充足的睡眠时间是必要的，无论是晚上还是白天，睡眠总时间一般需要6～7小时。规律的睡眠习惯，侧卧睡姿可使脑脊液的活动规律且更活跃，帮助大脑进行代谢清理而变得有活力。

科学研究表明，冥想可以延缓大脑的衰老，对进行冥想修行的僧人大脑核磁共振分析显示他们的大脑比同龄人更年轻。正念冥想可以加强认知能力、提高注意力、改善心理状态。老年人可以学习冥想的方法，掌握后每天可自行通过冥想弥补睡眠不足的劣势。

其他干预方法

还有一些其他小众的干预方法，也被发现对认知衰弱有改善的效果。

有条件的老年人可以用起来。

（1）音乐疗法：在神经、精神疾病中，音乐疗法是一种常用的辅助疗法，这对认知衰弱可能也有用。这些音乐疗法包括拍手、唱歌和舞蹈。

（2）光疗法：研究显示，明亮的光线和丰富的颜色对阿尔茨海默病患者有一定的情绪安抚作用，认知衰弱的老年人可以借鉴这一方法。将家居环境进行改造，避免长期昏暗、色彩单调的环境。白天多到室外，有丰富色彩的环境里（如花园）活动。

（3）芳香疗法：利用植物的香气和精油改善人的生理、心理和感情的疗法。认知衰弱的老年人可以在自己经常出入的地方安放一些天然植物的香料或可挥发精油。可以由专人，也可自己利用天然芳香植物精油进行按摩。

（4）宠物疗法：有能力饲养宠物的老年人可以从宠物饲养中增加活动量，学习技能，锻炼认知能力。活泼或温顺的宠物都会给老年人心理抚慰。

📖 医疗干预

最新的观点认为，认知衰弱是否可逆是基于其生物学标记物的特点，专家建议认知衰弱的老年人及早到正规医疗机构寻求专业人员的帮助。通常可以在老年科、神经内科和心理卫生科的专业医护人员处接受评估和治疗。随着医学科学的进步，也许在不远的将来，会有药物对部分生物标志物表达的认知衰弱有作用。

综合的策略

多种方法联合干预能够取得更好的效果。2013 年，国际营养与衰老研究所和国际老年病学协会在法国图卢兹组成专家共识小组并指出：针对认知衰弱的老年人，可以考虑实施体育活动、认知刺激、健康饮食习惯、戒烟、促进情绪恢复、保持最佳睡眠、维持适当体重、控制血糖、血脂和血压等危险因素、参与社会交流活动等综合干预措施，并且在进一步明确导致认知衰弱的主要原因后，实施具有针对性的个性化多模式干预。

小贴士

- 认知衰弱是可以逆转改善的。
- 合理的膳食是大脑健康的基础，肠道健康对认知功能很重要。
- 运动，特别是团队运动是益智的好方法。
- 相互关爱，大家受益。
- 睡个好觉，还你一个清醒的大脑。
- 听听音乐、做做芳香按摩、养个可爱的小宠物对大脑健康都有促进作用。
- 寻求专业医生的帮助，采取综合干预能够获得更好的效果。

（肖春）

第三篇
管好疾病　减轻衰弱

第十一章 衰弱老年人的血压："低"好，还是"高"好？

老罗82岁，患高血压30年了。80岁以来，老罗"虚弱"了不少，家务不理，出门活动也减少了。全家人都特别关心老罗血压控制得怎么样。上周儿子小罗陪老罗看病，医生全面评估了老罗的情况，告诉小罗，老罗现在已经比较"衰弱"了，血压控制不一定要这么"苛刻"。小罗第一次听说"衰弱"这个诊断，问道："张医生，我爸的情况血压到底需要高一些还是低一些呢？"张医生微笑道，"这个问题问得好！"张医生说："治疗老年衰弱患者的高血压，我们要弄清楚以下几个问题，一是为什么要控制血压？二是衰弱与血压有什么关系，衰弱对高血压治疗有什么影响？三是面对衰弱老年人的血压升高，医生会怎样制定治疗方案？"

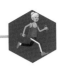

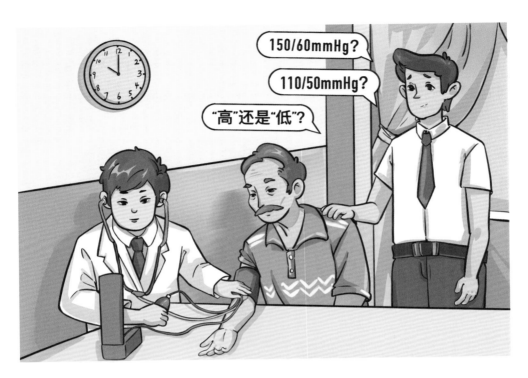

老年人健康与高血压的关系

高血压的危害

高血压的危害被人们认识其实只有不到100年的时间。在20世纪60年代，血压升高被认为是衰老过程中一个合并现象。20世纪70年代，来自保险公司的数据显示出血压升高和寿命之间的关联。同时著名的弗雷明汉研究显示，血压升高与许多心血管疾病（如中风、心力衰竭和心脏病发作）相关，会导致过早死亡，而且血压越高死亡风险越高。自此以后，高血压的危害才逐渐被医学界认识到。高血压可导致心脏病发作、心脏扩大，最终心力衰竭。在长期升高的血压下，大血管可能出现动脉瘤，并更易发生阻塞或破裂，导致脑梗死、脑出血。高血压还会导致肾衰竭、盲症和认知障碍。随着对高血压危害的认识，多个高质量大型随机双盲多中心试验结果显示了控制血压带来的获益，控制高血压改善了心血管病和死亡，证实了"血压过高需要治疗"的理念。

血压升高在老年人当中十分常见

《中国居民营养与慢性病状况报告（2015）》显示：2012 年我国 60 岁以上人群高血压患病率上升至 58.9%。美国 65 岁以上人群 2/3 以上均罹患原发性高血压。随着年龄增大，老年人的血压逐渐升高。

老年人高血压的特点

老年人高血压有如下特点：收缩压升高常见；脉压增大，收缩压升高与舒张压降低往往同时存在；血压波动大；容易出现体位性低血压、餐后低血压；血压昼夜节律异常；容易出现白大衣高血压，这会导致过度治疗，同时亦容易出现隐匿性高血压导致漏诊漏治；合并多种疾病等。

血压值多少才最健康？

既然高血压危害这么多，那是不是所有人血压都越低越好呢？图 3-11-1 的曲线，展示了收缩压和舒张压（血压测量值里面高的数值和低的数值）与不良结局死亡率的关系。通过这条经典的曲线可以看到，血压和死亡风险的关系并不是一条直线，而是呈 J 形或 U 形曲线。曲线的最低点，对应的左侧纵坐标轴是最低的风险值，对应的下方横坐标轴是血压值，也就是说，这个曲线最低点，显示了血压值在多少的时候，死亡风险最低。不同图标的曲线，代表不同年龄的人群。从这些曲线可以看到，对于 70 岁以下人群而言，收缩压低于 140 mmHg 时，不良事件风险更低；而对 70 岁以上人群而言收缩压低于 140 mmHg，不良事件风险反而增高了。

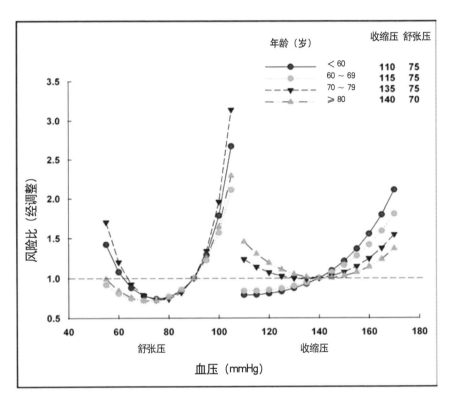

图 3-11-1　以 140/90 mmHg 为基准，各年龄组血压及死亡风险率的关系

这就说明，对老年人来说，无论是否衰弱，血压过高和降得过低都不利于健康长寿。

因此，世界各国的医学权威机构，对老年人的血压目标值，都给出了与普通成人不同的建议（表 3-11-1）。这些不同机构建议的血压目标值虽然不完全一致，但多数都比年轻成人的血压目标值高一些。这就是说，老年人的高血压控制目标应该较年轻成人宽松。

表 3-11-1　不同指南对老年高血压药物治疗的起始点和降压目标的建议

	2017 美国心脏病学会	2017 美国内科医师协会	2018 欧洲心脏病学会	2017 中国老年学和老年医学学会
对老年的定义	≥ 65 岁	≥ 60 岁	老年人：65 ~ 79 岁 高龄老年人：≥ 80 岁	老年人：65 ~ 79 岁 高龄老年人：≥ 80 岁
起始药物治疗的临界点	血压 ≥ 130/80 mmHg	收缩压 ≥ 150 mmHg	老年人 ≥ 140/90 mmHg 高龄老年人 ≥ 160/90 mmHg	老年人 ≥ 140/90 mmHg 高龄老年人 ≥ 140/90 mmHg
降压目标	血压 < 130/80 mmHg	收缩压 < 150 mmHg	收缩压 130 ~ 139 mmHg 舒张压 70 ~ 79 mmHg	老年人：首先宜降至 < 150/90 mmHg，耐受良好可降至 < 130/80 mmHg 高龄老年人：首先宜降至 < 150/90 mmHg，耐受良好可降至 < 140/90 mmHg

注：各指南对于有靶器官损害及患糖尿病等不同人群治疗目标有所不同，具体描述需参看各指南原文。

衰弱对高血压治疗有什么影响?

■ 衰弱与血压之间有无相互影响?

衰弱与血压之间是否相互影响医学界还没有共识。一些研究发现，衰弱老年人被诊断为高血压病的概率比非衰弱老年人更高；同时，另一些研究又指出，衰弱老年人的总体血压比非衰弱老年人更低。

■ 老年衰弱人群进行降压治疗会受益吗?

这个问题非常重要，但目前尚不能得出肯定答案，这是因为相关研究未能得出一致的结论。

一方面，现有的多数研究未能显示老年衰弱人群的严格的降压治疗能降低死亡率。有研究甚至还发现，在衰弱老年人中使用2种以上的降压药将收缩压降至130 mmHg以下，死亡风险反而更高。

另一方面，一项名为SPRINT的高质量研究又发现，在75岁以上的人群中更严格的降压目标（收缩压＜120 mmHg）相比常规降压目标（收缩压＜140 mmHg）降低全因死亡率。这看似说明血压降得更低老年人更能获得益处。但参加SPRINT研究的老年人相对健康，并非衰弱老年人，严重疾病和脏器损害很少。这就让SPRINT研究的结论不能简单推广到所有衰弱高血压老年人。我们不能据此认为，衰弱老年人收缩压更低益处更多。

衰弱老年人高血压怎样制定治疗方案?

既然学术界在很多方面都还没有定论，那么医生应该怎样制定衰弱老年人的治疗方案呢？

■ **衰弱老年人血压目标值多少才合适？**

从前面介绍的内容，我们可以知道，治疗原发性高血压的主要目的是减少血压升高相关的生存时间缩短、中风及心肌梗死等不良事件的风险；由于每位患者自身状况各不相同，血压升高带来的风险对每个人也不完全相同，所以降压治疗的理想目标值应当因人而异。每位患者的自身状况，包括年龄、种族、血压升高的程度，是否有心、脑、肾等靶器官损害，是否有糖尿病，不同的心血管病家族史，这些状况共同决定了每位患者不同的风险，根据不同的风险，医生需要为每位患者制定不同的降压目标。此外，药物不良反应、治疗对患者生活质量的影响、治疗方案的可执行程度等，也会让医生酌情调整患者的血压目标。老年人的治疗愿望、其他疾病对寿命的影响，也是血压目标设定的考虑因素。因此，医生给衰弱老年人制定的长期血压目标是十分个体化的。患者切忌将别人的血压控制情况套用在自己或亲友身上。衰弱老年人的血压目标，一定要和自己的医生商量。

■ **衰弱老年人高血压怎样选择降压药物？**

衰弱老年人的降压目标设定以后，医生会遵循"降压药物由小剂量开始，平稳降压，慎重选药，严密观察，必要时多药联合，逐步达标"的原则进行药物选择和调整。

通常，老年患者高血压的一线药物包括以下 3 种：低剂量至中剂量的噻嗪类利尿剂、二氢吡啶类长效钙通道阻滞剂（calcium channel blocker，CCB）、血管紧张素酶Ⅱ抑制剂（angiotensinase Ⅱ inhibitor，ACEI）或血管紧张素受体拮抗剂（angiotensin receptor blockers，ARB）。在对老年衰弱高血压患者进行起始降压治疗时，医生往往采用前述 3 种一线药物中的一种；同时选用较低的初始剂量（约为年轻患者的一半），以期最大限度地降低不良反应发生的风险。在没有高血压危象或其他紧急医学情况时，应在 3 ～ 6 个月内逐步降低血压以达到目标值，不可急于在数小时至数天的时间把血压降下来。这一点对存在体位性低血压现象的衰弱患者尤为重要。当单种药物疗效不佳时，考虑联用上述 3 种药物中的 2 种或 3 种。当没有特殊适应证时（如心力衰竭、心肌梗死），不应把 β 受体阻滞剂作为降压首选。

正确地监测血压

规律细致的监测并记录血压，是降压治疗中最重要也是最容易被患者忽视的一个环节。大多数情况下医生常建议患者及家属：每天于固定时间进行 2 次血压测量，并做好记录；就诊时应当将血压记录完整呈现给医生；血压计可以选择水银柱式 / 表式 / 自动式的袖带式血压计；袖带下缘应高于肘横纹 2 cm；如无特殊情况，所有血压测量都应在患者右上肢进行；患者如进行体力活动，则至少应安静休息 5 分钟后再进行血压测量。当患者血压波动较大时，医生还有可能安排 24 小时血压监测，以便掌握血压波动的规律。

积极防治体位性低血压及餐后低血压

约有 20% 的单纯收缩期高血压的老年患者会发生体位性或餐后低血压。体位性低血压指的是由坐或卧的位置站立起来之后的 2 分钟以内，收缩压下降了 20 mmHg 以上或舒张压下降了 10 mmHg 以上，同时伴有头晕等脑供血不足的症状。患有体位性低血压的高血压患者比没有体位性低血压的老年人更容易摔倒。体位性低血压还增加了髋部骨折的风险。餐后低血压是在进餐后 30 分钟至 1 小时发生的血压下降，往往伴有疲乏、头晕这类的症状。

衰弱的高血压老年人发生体位性低血压或餐后低血压，应该尽早去看医生。医生会检查患者的用药清单，不只是降压药物，还包括所有其他正在服用的药物，从中找出可能与低血压相关的药物，并进行调整。医生还需要了解患者是否有体液丢失（呕吐、腹泻、限水、发热）的病史；是否有充血性心力衰竭、恶性肿瘤、糖尿病、酒精中毒等情况；是否有神经系统疾病或相关症状体征，从而对体位性低血压的原因做出更准确的判断，制定相应的预防和治疗方案。

根据上面的分析，医生除了调整药物，还会根据患者情况建议患者以下的处理措施：从卧位及坐位改变至站立位时，减缓动作速度；避免劳累；适当增加食盐及饮水；使用弹力袜或弹力裤增加下肢及腹部动脉压力；避免饱食，少量多餐，摄入低碳水化合物，随餐饮水；进食后避免突然活动或站立，必要时开具针对低血压药物的处方。

▎衰弱的高血压老年人的非药物治疗措施

除了上述药物降压的相关事项，医生还推荐存在衰弱及衰弱前期的老年群体平衡膳食；戒烟、避免二手烟；限制饮酒；规律有氧运动；保持心理健康。这些内容在本书相应章节已进行了详细介绍。

▌不推荐衰弱高血压人群施行的措施

根据目前的研究结果，有一些适用于普通成年高血压人群的措施并不建议在衰弱及衰弱前期的老年群体施行。衰弱人群的个体情况差别很大，机械地照搬非衰弱成年人的高血压治疗措施，可能造成患者药物不良反应和医源性损伤的增加，甚至更加严重的后果。

（1）不推荐非个体化地按照普通成人指南严格降压

根据本文前面的介绍，衰弱老年高血压患者，血压控制目标较普通成人宽松，需要制定个体化的血压目标。

严格控制血压对中青年高血压病群体来讲获益远大于风险，但对衰弱高血压人群而言却存在很大的不确定性。衰弱老年人血压波动较大，严格降压会使体位性低血压及餐后低血压的机会显著增加；严格控制血压带来药物种类和剂量的增加，药物不良反应的概率会大大增加；衰弱老年人预期寿命可能较短，严格降压治疗带来的获益不能在有生之年显示出来，反而增加了不良反应，影响生活质量。

（2）不推荐采取节食等方法减轻体重

体重下降可能导致患者衰弱程度进一步加重，控制体重的措施可能导致此类人群营养不良风险增加，甚至出现营养不良。因此，不建议盲目的对此类人群进行体重限制。

（3）不推荐严格限盐

对衰弱的高血压老年人来说，不应该过分严格限制食盐摄入。严格限盐措施可能会增大体位性低血压的风险；对衰弱老年人来说，限制性饮食医嘱是导致进食减少、体重下降和营养不良的重要原因，应该避免。

小贴士

● 无论是否合并衰弱，降压治疗的主要目的是通过控制血压，减少靶器官损害，减少心血管事件发生率，提高生存质量，延长生存时间。

● 老年患者高血压的一线药物包括噻嗪类利尿剂、CCB（地平类）、ACEI 或血 ARB（普利类和沙坦类）。当单种药物疗效不佳时，考虑联用上述 3 种药物中的 2 种或 3 种。当没有特殊适应证时（如心力衰竭、心肌梗死），不应把 β 受体阻滞剂作为降压首选。

● 目前对于衰弱高血压的研究不多，有限的证据提示严格控制血压可能会带来一些好处，但还需要进一步研究来证明。

● 衰弱高血压患者应该平衡膳食，戒烟，限制饮酒，规律检测血压并采取个体化治疗方案。

● 衰弱高血压药物治疗应由小剂量开始，平稳降压，慎重选药，严密观察，必要时多药联合，逐步达标。

● 衰弱高血压患者应严防体位性低血压及餐后低血压。

● 不建议衰弱高血压患者按照普通成人血压指南严格控制血压，不建议采取节食等方法减轻体重，不建议严格限盐。

（刘怡欣）

参考文献

[1] ANKER D，SANTOS-EGGIMANN B，ZWAHLEN M，et al. Blood pressure in relation to frailty in older adults：a population-based study [J]. J Clin Hypertens（Greenwich），2019，21（12）：1895-1904.

[2] APPLEGATE W B，DAVIS B R，BLACK H R，et al. Prevalence of postural hypotension at baseline in the Systolic Hypertension in the Elderly Program（SHEP）cohort [J]. J Am Geriatr Soc，1991，39（11）：1057-1064.

[3] APRAHAMIAN I，SASSAKI E，DOS SANTOS M F，et al. Hypertension and frailty in older adults [J]. J Clin Hypertens（Greenwich），2018，20（1）：186-192.

[4] BENETOS A，LABAT C，ROSSIGNOL P，et al. Treatment with multiple blood pressure medications，achieved blood pressure，and mortality in older nursing home residents：the PARTAGE study [J]. JAMA Intern Med，2015，175（6）：989-995.

[5] BUTT D A，MAMDANI M，AUSTIN P C，et al. The risk of hip fracture after initiating antihypertensive drugs in the elderly [J]. Arch Intern Med，2012，172（22）：1739-1744.

[6] CHOBANIAN A V，BAKRIS G L，BLACK H R，et al. The seventh report of the joint national committee on prevention，detection，evaluation，and treatment of high blood pressure：the JNC 7 report [J]. JAMA，2003，289（19）：2560-2572.

[7] DENARDO S J，GONG Y，NICHOLS W W，et al. Blood pressure and outcomes in very old hypertensive coronary artery disease patients：an INVEST substudy [J]. Am J Med，2010，123（8）：719-726.

[8] GANGAVATI A，HAJJAR I，QUACH L，et al. Hypertension，orthostatic hypotension，and the risk of falls in a community-dwelling elderly population：the maintenance of balance，independent living，intellect，and zest in the elderly of Boston study [J]. J Am Geriatr Soc，2011，59（3）：383-389.

[9] JAMES P A，OPARIL S，CARTER B L，et al. 2014 evidence-based guideline for the management of high blood pressure in adults：report from the panel members appointed to the

Eighth Joint National Committee（JNC 8）[J]. JAMA，2014，311（5）：507-520.

[10] KANNEL W B，SCHWARTZ M J，MCNAMARA P M. Blood pressure and risk of coronary heart disease：the Framingham study [J]. Dis Chest，1969，56（1）：43-52.

[11] KANNEL W B，WOLF P A，VERTER J，et al. Epidemiologic assessment of the role of blood pressure in stroke [J]. JAMA，1970，214（2）：301-310.

[12] KHAN N，MCALISTER F A. Re-examining the efficacy of beta-blockers for the treatment of hypertension：a meta-analysis [J]. CMAJ，2006，174（12）：1737-1742.

[13] MANCIA G，FAGARD R，NARKIEWICZ K，et al. 2013 ESH/ESC Guidelines for the management of arterial hypertension：the task force for the management of arterial hypertension of the European Society of Hypertension（ESH）and of the European Society of Cardiology（ESC）[J]. J Hypertens，2013，31（7）：1281-1357.

[14] PERLMUTER L C，SARDA G，CASAVANT V，et al. A review of the etiology，associated comorbidities，and treatment of orthostatic hypotension [J]. Am J Ther，2013，20（3）：279-291.

[15] VANHANEN H，THIJS L，BIRKENHAGER W，et al. Associations of orthostatic blood pressure fall in older patients with isolated systolic hypertension [J]. J Hypertens，1996，14（8）：943-949.

[16] VETRANO D L，PALMER K M，GALLUZZO L，et al. Hypertension and frailty：a systematic review and meta-analysis [J]. BMJ Open，2018，8（12）：e024406.

[17] WHELTON P K，CAREY R M，ARONOW W S，et al. 2017 ACC/AHA/AAPA/ABC/ACPM/AGS/APhA/ASH/ASPC/NMA/PCNA Guideline for the prevention，detection，evaluation，and management of high blood pressure in adults：a report of the American College of Cardiology/American Heart Association Task Force on Clinical Practice Guidelines [J]. Hypertension，2018，71（6）：e13-e115.

[18] WILLIAMSON J D，SUPIANO M A，APPLEGATE W B，et al. Intensive vs standard blood pressure control and cardiovascular disease outcomes in adults aged ≥ 75 years：a randomized clinical trial [J]. JAMA，2016，315（24）：2673-2682.

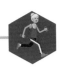

第十二章　衰弱老年人糖尿病的最佳血糖值是多少？

场 景 案 例

　　刘婆婆今年76岁了，患糖尿病已有10年。在最初的几年，刘婆婆是模范患者，每天都坚持吃药，坚持监测血糖。近几年，刘婆婆逐渐适应了糖尿病的诊断，觉得糖尿病也没什么大事，因此自我监测血糖的次数就逐渐下降了。偶尔有心慌、出虚汗等表现，吃一两颗糖就没事了。然而最近，刘婆婆发现心慌、出虚汗等情况发作得越来越频繁，可是自己吃饭的量、吃的药并没有改变。而且最近感觉自己体力越来越差了，以前能提的菜篮子现在觉得提得很费劲，走路稍微久一点就累，而且还经常感冒，感冒一次得十天半个月才彻底好转。真的老了不中用了吗？带着疑问，刘婆婆来到了医院,医生给刘婆婆做了衰弱的评估量表,告诉刘婆婆："您现在有些衰弱了，血糖控制目标和方案需要改变一下喽！""衰弱？医生，我现在该怎么办呢，我的血糖应该怎么控制呢？"刘婆婆急切地问道。

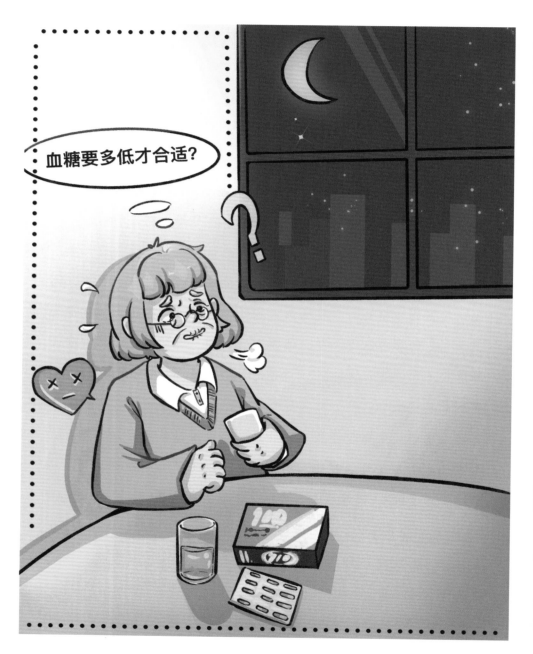

糖尿病与老年人衰弱

老年糖尿病

糖尿病是老年人中最常见的慢性疾病之一。糖尿病患者血糖过高的典型表现被概括为"三多一少"，即饮食多、饮水多、排尿多、体重减轻。糖尿病的基本病理生理特点是体内胰岛素绝对或相对不足，血液中葡萄糖无法被完全利用，导致血糖升高，从而引发一系列短期或长期的代谢紊乱和并发症。糖尿病患者长期血糖控制不达标，会出现心、脑、肢体远端等大血管损害，发生心脑梗死、肢体坏疽等疾病；会引起肾脏、眼等处的小血管病变，造成脏器功能损害、视力下降；还会引起神经损害，造成感觉、运动和自主神经功能病变等并发症。急性严重血糖过高，可能出现酮症酸中毒、昏迷而威胁生命。与急性高血糖并发症相反的是，糖尿病治疗中血糖波动时，还可能发生低血糖。典型低血糖的症状表现为心悸、出汗、饥饿感，有时会表现为谵妄（一种急性的精神错乱或神志不清）。严重低血糖会给患者的生命安全带来巨大的威胁，与高血糖一样需要得到充分的重视。

老年糖尿病患者通常没有上面的典型症状，可能在体检中发现血糖异常或因为并发症就诊。然而，老年人同时存在心、脑、肾等疾病的情况更多见，发生急性高血糖并发症可能更加隐匿。需要特别注意的是，低血糖对老年人的损害可能比年轻人更加严重，包括急性心脑血管事件、认知功能下降、跌倒和相关损伤等。

衰弱综合征与糖尿病

《中国老年 2 型糖尿病诊疗措施专家共识（2018 年版）》对 17 万国人进行普查，发现到 2013 年，我国糖尿病总体人群患病率高达 10.9%，其中 60 岁以上的老年人群占糖尿病患者的 20.9%。同时，老年糖尿病患者出现衰弱综合征十分常见，北京的调查显示，65 岁以上的糖尿病人群中，衰弱患病率为 32% ~ 48%，这就意味着，每 10 个老年糖尿病患者中就会有 3 ~ 4 个合并有衰弱综合征；而非糖尿病患者衰弱患病率为 5% ~ 10%，可以认为，糖尿病患者更容易出现衰弱。

那么，衰弱会给糖尿病的老年人带来哪些不良的影响呢？对住院糖尿病患者进行 1 年随访后发现，衰弱人群再入院次数是非衰弱人群的 5.99 倍，其 1 年后死亡率约为 22.7%，是非衰弱患者的大约 7 倍。在深受老龄化困扰的日本，糖尿病衰弱患者发生低血糖的概率是非衰弱患者的 1.75 倍，发生失能的风险是非衰弱人群的 3.9 倍，可见衰弱使糖尿病老年人的临床结局更差。

科学研究也从机制上阐述了糖尿病与衰弱两者为何相互"促进"。一方面，糖尿病高血糖状态会造成肌肉萎缩，胰岛素抵抗会抑制骨骼肌的能量代谢，造成"肌肉没有力量"；同时，糖尿病外周神经病变会导致骨骼肌神经营养物质生成减少，骨骼肌再生障碍；糖尿病状态还会增加肌肉里面的脂肪含量，进一步造成肌肉力量下降，这些都是"衰弱"的根本原因。另一方面，衰弱患者会出现肌肉葡萄糖摄取量降低，导致老年人长期保持着高血糖及高胰岛素血症状态，进一步增加胰岛素抵抗，促进糖尿病的发生；同时，处于衰弱状态的人体内氧化应激水平提高，人体细胞DNA损伤加重，炎性因子水平升高。这些状况被发现与糖尿病的发生发展有着密不可分的关系。

糖尿病合并衰弱综合征的老年人活动能力降低，对自身的症状感觉不明显，低血糖的警告症状如冒汗、头晕、心悸等不强烈，因此发生低血糖时，往往不能及时察觉，导致纠正低血糖的时间延长。而低血糖的持续状态还会进一步伤害老年人的认知功能，可以表现为记忆力下降、算账不清、常常服错药等。同时，随着年龄的增加和糖尿病的进展，糖尿病人群的衰弱发生率会进一步增加，这部分老年患者往往有较长的糖尿病病程且合并多种疾病，而使用多种药物、频繁住院及认知功能损害，这些危险因素也会增加低血糖的风险。

衰弱糖尿病患者血糖控制目标多少才适当？

在糖尿病的急慢性并发症的发生发展中，血糖异常起到了关键性的作用。控制糖尿病，最基本的措施之一就是控制血糖。那血糖控制到什么范围才适当呢？下面我们就来谈谈血糖控制目标制定的过程。

■ 糖尿病血糖控制看什么指标？

常用的血糖监测指标有两种。第一种是手指血糖（又叫末梢血糖），它代表着一个人的"即时血糖"。手指血糖需要使用血糖仪进行测定，患者和家人在家里就可以操作。用手指血糖评价血糖控制情况，需要检查一天内多个时间点的血糖。例如，最常检查血糖的时间点是早餐前空腹状态和三餐后两小时。手指血糖的优点是能反应空腹和餐后两种状况下的血糖情况，为精细地调整用药提供依据；它还能及时发现血糖的异常值，尤其是在怀疑低血糖的时候，手指血糖能立即验证血糖的水平。第二种血糖监测指标是糖化血红蛋白，需要在正规的医院采集静脉血进行检测。它可以反映糖尿病患者近 8 ~ 12 周来的血糖平均水平，能更好地评估血糖控制的总体状况。由于糖化血红蛋白反映了血糖的平均值，多个指南都将糖化血红蛋白作为血糖控制是否达标的监测指标。以上两种血糖指标对于糖尿病患者来说，都是需要被监测的。

▍血糖多少才算正常？

由于血糖高是糖尿病的基本病理生理改变，并且是糖尿病各种并发症的主要原因，那血糖多少才算正常呢？如上所述，手指血糖和糖化血红蛋白都是血糖监测的指标。由于糖化血红蛋白反映了一段时间内血糖的均值，更为稳定，这里介绍一下糖化血红蛋白的正常值是如何确定的。糖化血红蛋白的控制目标值在中国和世界各国的糖尿病控制指南中非常相近，基本一致。糖化血红蛋白目标值是基于大量循证医学的临床研究证据而得出的。

在多年的对抗糖尿病之路上，英国的 UKPDS 研究和美国的 DCCT 研究具有突出贡献。这两个研究发现，糖化血红蛋白升高的程度与大血管并发症、微血管并发症呈正相关。如图 3-12-1A 所示，当糖化血红蛋白高于 6.5% 时，微血管疾病及心肌梗死的发生率快速增高；如图 3-12-1B 所示，当糖化血红蛋白高于 6.5% 时，微量白蛋白尿、神经病变、肾病及视网膜病变等微血管并发症发生率快速增高。因此，可以认为糖化血红蛋白 6.5%

是一个很好的区分正常和异常血糖的切点，糖化血红蛋白 6.5% 被定为正常糖化血红蛋白的上限。

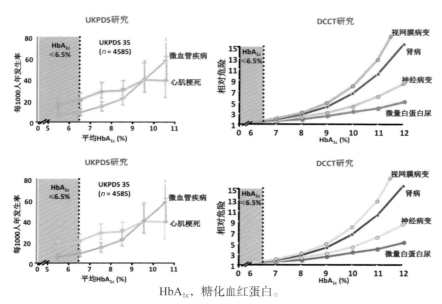

HbA$_{1c}$，糖化血红蛋白。

图 3-12-1　糖尿病血糖控制目标经典研究 UKPDS 和 DCCT 的发现：
糖化血红蛋白的正常值

血糖"正常范围"就是血糖控制目标吗？

这个问题的回答是否定的。血糖正常值并不是糖尿病的血糖控制目标。正常血糖范围对大多数糖尿病患者来说，过于严格了。这是因为很多糖尿病患者都难以达到血糖"正常化"；要达到正常血糖，需要采用强化的血糖控制方案，而强化血糖控制会带来不可避免的一些风险。

HbA$_{1c}$ 控制在 7.0% 及以下的水平，接近糖化血红蛋白正常值 6.5%，被称为强化血糖控制。UKPDS 研究发现，经过 10 年的强化血糖控制，视网膜、肾病及神经病变、微血管病变等发生率明显降低。也就是说，严格控制了血糖，高血糖状态对我们的身体伤害减少了，并发症减少了。

然而，另一些重要的研究发现，强化血糖控制给部分患者带来了明显的危害。例如，ACCORD研究发现，对于有心血管事件高风险的2型糖尿病患者，强化血糖控制竟然会出现心血管死亡及全因死亡风险的增加。也就是说对于本身存在白蛋白尿、左心室肥厚、心血管疾病家族史、心房颤动、高血压、高血脂、吸烟、高龄等心血管事件风险的糖尿病患者，强化控制血糖，可能会出现更高的死亡风险。同时，强化治疗需要更多的药物才能达到血糖目标，对治疗管理带来更大的难度、更重的经济负担，以及更多的低血糖风险。

■ 个体患者的血糖控制目标怎样确定？

既然糖化血红蛋白达到正常又困难又有风险，糖尿病患者的糖化血红蛋白控制目标到底该设定在多少呢？国际国内的糖尿病指南秉持相同的理念，明确指出：血糖目标值需要有原则、个性化地制定。这就是说，每位糖尿病患者的糖化血红蛋白的控制目标需要因人而异地制定，不能一刀切。个体化指的是根据每位患者的"个体特征"制定血糖控制目标。图3-12-2展示了《中国2型糖尿病防治指南（2020年版）》推荐的个体化血糖目标值制定时的考虑因素。以糖化血红蛋白7%作为通用目标，在此基础上，低血糖及其他药物不良反应的风险越高，糖尿病的病程越长，预期寿命越短，相关并发症情况越复杂，已经发生的血管并发症越多，患者的治疗意愿越低，糖尿病管理的资源和支持越差，则糖化血红蛋白目标值应设定得越高，这是更宽松的目标值；反之，糖化血红蛋白目标值设置越低，则更加严格。

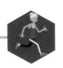

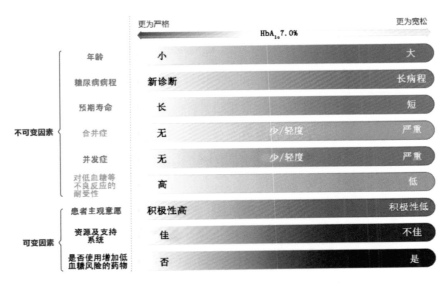

图 3-12-2　个体化血糖值设定考虑因素

■ 用老年综合评估帮助个体化血糖目标的制定

从上面的介绍可以看出，制定个体化的血糖目标，需要考虑很多的因素。那对于衰弱的老年糖尿病患者来说，怎么样才能够清楚地了解这些因素呢？其实，老年综合评估是完整地获得这些考虑因素的最好方法。本书第一篇第二章和第二篇第六章介绍了老年综合评估对衰弱老年人的重要性和评估的基本方法。老年综合评估中，包含了上面所有个体化血糖目标制定需要考虑的因素。中华医学会在《中国老年糖尿病诊疗指南（2021 年版）》中指出，在确定老年患者血糖控制目标之前，需对老年人进行老年综合评估。掌握了老年综合评估的结果，按照糖尿病治疗指南的推荐意见，衰弱老年人、家属和医生还需要一起仔细讨论，最后达成一致的糖尿病血糖控制目标。

糖尿病指南对衰弱老年人的血糖控制目标的推荐

国际国内多个糖尿病指南都对个体化血糖控制目标提出了推荐意见。这些推荐意见非常相近,基本一致。例如,《中国 2 型糖尿病防治指南(2017 年版)》指出:①大多数成年 2 型糖尿病患者应该将 HbA_{1c} 控制为 < 7.0%;②糖尿病发现得早,预期寿命比较长,没有并发症、心血管疾病的 2 型糖尿病患者,可以实施更严格的 HbA_{1c} 目标,控制在 < 6.5%;③糖尿病治疗过程中发生过严重低血糖,预期寿命比较短,有血管并发症的患者,需要实施相对宽松的 HbA_{1c} 目标,控制在 < 8.0%。表 3-12-1 列举了国际国内重要指南的相关推荐。可以看出,衰弱老年人往往更加符合个体化血糖目标中宽松目标的临床情况。因此,总体来说,衰弱的糖尿病患者,糖化血红蛋白目标值可以设定在 7% ~ 8.5%,衰弱患者适合更加宽松的血糖目标。

表 3-12-1　主要糖尿病治疗指南血糖控制目标举例

	2019 年欧洲心脏病学会和欧洲糖尿病研究学会	2018 年美国内分泌医师协会	《中国 2 型糖尿病防治指南(2017 年版)》	2021 年中华医学会老年医学分会
血糖控制目标	大多数成年人 $HbA_{1c} \leqslant 7.0\%$; 没有低血糖风险 $HbA_{1c} \leqslant 6.5\%$; 老年患者,HbA1c 目标可不严格 < 8.0% 或 ≤ 9%	大多数成年人 $HbA_{1c} \leqslant 6.5\%$; 多种慢性疾病或寿命较短 HbA_{1c} 7% ~ 8%	大多数人 HbA_{1c} < 7.0%; 没有并发症,预期寿命长,HbA_{1c} < 6.5%; 严重低血糖,预期寿命短 < 8.0%	使用低血糖风险较高药物 *,HbA_{1c} 7.0% ~ 7.5%,空腹血糖 5.0 ~ 8.3 mmol/L; 未使用低血糖风险较高药物 HbA_{1c} < 7.5%,空腹血糖 5.0 ~ 7.2 mmol/L

注:* 低血糖风险较高药物,如胰岛素、磺脲类药物、格列奈类药物等。

小贴士

● 老年人的糖尿病与衰弱常伴随发生，互相促进，共同影响老年人的健康状况。

● 末梢血糖和糖化血红蛋白都是糖尿病患者需要监测的血糖指标。

● 每位糖尿病患者糖化血红蛋白控制，需要因人而异地制定，不能一刀切。

● 老年衰弱患者的糖尿病血糖控制目标需要个体化，制定血糖及糖化血红蛋白目标值之前，需要完善老年综合评估，充分了解老年人的个体特征，再依据糖尿病治疗指南的推荐意见，由衰弱老年人、家属和医生一起仔细讨论，最后达成一致的糖尿病血糖控制的个体化目标。

● 衰弱老年人往往更加符合个体化血糖目标中宽松目标的临床情况。因此，总体来说，衰弱的糖尿病患者，糖化血红蛋白目标值可以设定在 7% ~ 8.5%，衰弱患者适合更加宽松的血糖目标。

（彭旭超）

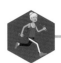

第十三章 慢阻肺老年人的抗衰弱攻略

场景案例

　　李大爷81岁了，常年咳嗽，特别是到了秋冬换季的时候，稍微受凉咳嗽就会加重。这几年有时候咳起来还会感觉喘不上气、呼吸不畅。李大爷的医生早就告诉他和家人，他是"慢阻肺"患者，肺功能已经有些下降了，需要好好管理疾病。由于"体力"下降，李大爷好几年都不再买菜做饭。医生说，李大爷是一位"衰弱"的老年人了。李大爷和家里孩子都对医生的建议非常遵从，一家人对李大爷小心呵护，李大爷也坚持用药、尽量吃好，坚持力所能及的活动。医生说，不能缺氧，孩子就买了便携的吸氧机让李大爷带着活动。秋天来了，孩子及时预约了流感疫苗，今天来带李大爷去打疫苗。邻里都说李大爷会保养，孩子孝顺有福气，李大爷每天都心情愉快。

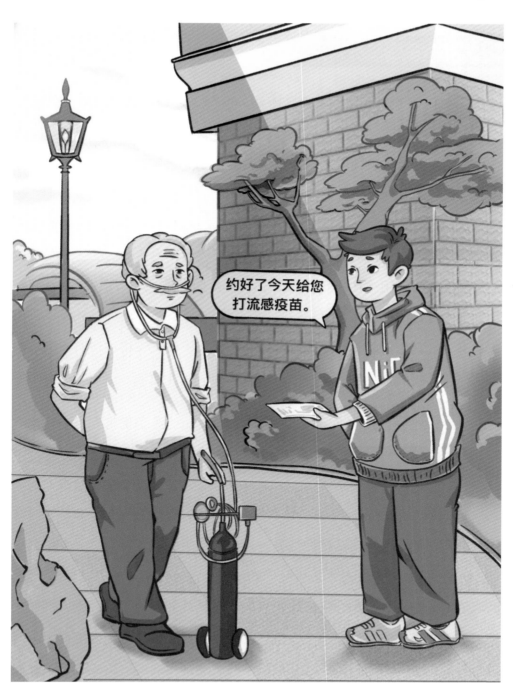

什么是慢阻肺？

"慢阻肺"是慢性阻塞性肺疾病的简称，是一种老年人中常见的呼吸系统慢性疾病。气道阻力的进行性增加造成气道狭窄和阻力增加，导致肺功能受损，是慢阻肺的基本病理生理机制。慢阻肺是进行性疾病，但可以通过良好的管理延缓肺功能的下降。

慢阻肺的典型症状是持续或反复的咳嗽、咯痰，逐渐出现并加重的活动后呼吸困难。活动后呼吸困难常常被描述为体力活动后的"气紧"或"喘息"。呼吸困难在疾病早期仅于剧烈活动时出现，后期逐渐加重，甚至发生于日常活动和休息时。较晚期的慢阻肺患者部分出现食欲减退、体重下降，日常生活能力受限，有些还伴有抑郁、焦虑等精神情绪问题。慢阻肺在合并呼吸道感染等情况下，会发生病情急性加重，出现脓痰、咳嗽咯痰增加、呼吸困难加重等表现。

慢阻肺和衰弱有什么关系？

俗话说"体弱多病"。"体弱"这一衰弱的表现，往往和多种慢性病联系在一起。与许多其他慢性病一样，患慢阻肺的老年人衰弱发生率更高。研究显示，慢阻肺患者发生衰弱的风险比没有慢阻肺的患者高出2倍。高质量的研究证据显示，慢阻肺和衰弱具有一些共同的危险因素，例如，烟草、呼吸道感染、职业粉尘、空气污染等，这就使患者在发生慢阻肺时也容易发生衰弱。而慢阻肺这一疾病本身也会加重衰弱。首先，慢阻肺患者肺功能下降，活动后呼吸困难限制了体力活动；其次，慢阻肺造成的全身炎性状态，加重了人体的消耗。因此，慢阻肺会导致肌肉萎缩、肌肉力量下降、疲乏、免疫力下降等衰弱的表现。

反过来，衰弱的慢阻肺老年人，身体自身抵抗力更低，感染、慢阻肺急性加重的风险也升高了。衰弱老年人对疾病耐受也明显下降。所以衰弱的慢阻肺患者较一般人群住院时间更长、住院率更高，患者死亡风险也更高。

既然慢阻肺和衰弱有密切的关系，在管理慢阻肺的时候也要抗衰弱，才能更好地维持慢阻肺老年人的健康状况。

慢阻肺老年人该如何抗衰弱?

既然衰弱会给慢阻肺老年人造成这么多不良影响，那有哪些办法可以预防、减轻或者逆转衰弱呢?

减少危险因素的接触

要减少危险因素的接触最首要的一点就是戒烟，避免二手烟的吸入也很重要；还要减少空气污染接触，到人多密集或环境污染地区可佩戴口罩；改善室内空气质量也是很必要的，可以选择使用清洁燃料或者改善厨房通风的方式；还需要注意避免职业粉尘和有害化学物质的接触。

注射疫苗

疫苗是人类战胜传染病的关键方法。对慢阻肺老年人来说，呼吸道传染或感染性疾病的疫苗能够保护脆弱的呼吸道，减少慢阻肺的急性加重，减少呼吸衰竭的风险。大量研究证实，流感疫苗的应用可减少慢阻肺的急性加重，减少死亡。肺炎链球菌疫苗用于预防或减少社区获得性肺炎。所有年龄 ≥ 65 岁的慢阻肺老人都被推荐注射肺炎链球菌疫苗，目前已研发出 13 价肺炎链球菌结合疫苗和 23 价肺炎球菌多糖疫苗等多个品种。正在全球流行的新型冠状病毒对慢阻肺老人来说更是巨大的威胁，随着疫苗的研发改进和接种推广的验证，对老年人安全的新型冠状病毒疫苗也一定会出现。积极进行新型冠状病毒疫苗的接种，也是保护肺的必要举措。

▋ 坚持药物治疗

与其他多数慢性病一样，慢阻肺也需要持续药物治疗。慢阻肺的持续药物治疗多数为呼吸道吸入制剂。这些药物对延缓肺功能的下降和维持肺功能的稳定具有明确的效果。坚持在医生的指导下，根据个体的情况进行慢阻肺的长期治疗，除了保护肺功能、减少急性加重发生的频率和严重程度，也保存了体力活动的能力，这对于防治衰弱非常重要。

▋ 肺康复训练

除了药物治疗之外，有条件的患者还可以进行肺康复训练来延缓肺功能的下降。肺康复训练是改善呼吸困难、健康状况和运动耐力的最有效治疗措施之一，能有效改善慢阻肺患者的呼吸困难和健康状况，提高运动耐力，减轻呼吸困难、气促等症状，提高肺功能，改善生活质量。肺康复训练主要包括呼吸肌运动训练和全身运动训练。

（1）呼吸肌运动训练

呼吸肌运动训练是力量、有氧训练的一种辅助训练手段，对慢阻肺患者进行针对性呼吸肌训练，可提高其呼吸肌力量与耐力，缓解呼吸困难、气喘、气促等症状。目前，临床主要采用以下几种方式对慢阻肺患者进行呼吸肌训练。

缩唇呼吸法：通过缩唇形成的微弱阻力来延长呼气时间，增加气道压力，缓解气道塌陷。患者取舒适体位，全身放松，紧闭双唇，鼻吸气，吹哨样缩唇，维持 4 ～ 6 s 缓慢呼气，练习时注意上腹部收缩，自行调整缩唇程度，吸气时间：呼气时间 =1 ： 2（图 3-13-1）。

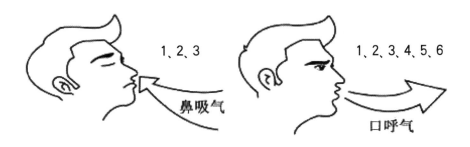

图 3-13-1　缩唇呼吸法

快吸慢呼法：紧闭双唇，经鼻迅速吸气，短暂维持，再缓慢放松呼气，训练中注意吸气时间：呼气时间 =1 ： 3。

腹式呼吸法：患者取坐位，右手放于上腹，左手放于胸前，腹部膨隆吸气，同时抬起右手，呼气时右手在上腹部向背部、胸背部施压，促进膈肌恢复原位，注意整个训练过程中左手保持不动，反复练习，确保每组呼吸节奏保持一致（图 3-13-2）。

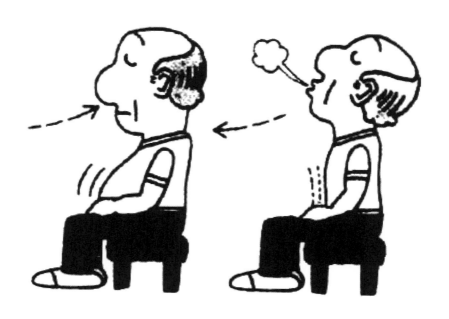

图 3-13-2 腹式呼吸法

（2）全身运动训练

全身运动训练主要分为有氧训练和抗阻训练。运动负荷应当超过日常活动量，以提高有氧代谢能力和肌肉力量，并且需要随患者运动能力的改善逐渐增加训练强度。全身运动训练应经康复治疗师或医生根据患者的情况制定个性化的训练计划。本书第二篇第七章介绍的衰弱老年人运动原则总体上也适合慢阻肺衰弱老年人，但慢阻肺的老年人还需要根据肺功能的状况对运动方案进行个体化的调整。中国传统的太极拳、易筋经、五禽戏等，运动强度较低，对肺功能的改善也能起到一定的作用。

建议慢阻肺的老年人在运动中佩戴便携式血氧监测设备，适时监测氧饱和度。如果氧饱和度≤85%，应当停止运动，及时吸氧。如果老年人在运动过程中出现胸痛、呼吸困难、强烈的疲劳感、眩晕、恶心甚至呕吐、面色苍白、大汗等不适，发现血压明显上升或下降，也应该立即停止运动。若停止运动休息后仍不能缓解，应尽快就医。

▍改善缺氧

存在低氧血症的慢阻肺患者都是需要氧疗的。长期氧疗的目标是使患者在静息状态下机体能够处在一个较好的有氧环境中，从而维持重要器官的功能，保证周围组织的氧气供应，有助于改善患者预后，提高生存率，减少并发症的发生。长期氧疗一般是经鼻导管吸入氧气，以低流量、低浓度吸氧为主，每日吸氧持续时间需大于15小时，也就是说，让肌体在每天大部分时间内都保证充分的氧气供应状态。需要特别提醒的是，氧疗并不等于静坐不动地吸氧。在吸氧的情况下，慢阻肺的老年人仍然可以进行日常活动，延长氧气管道就可以实现这一点。只要有便携式供氧装置，即使在室外，老年人也可以参加活动。在纠正低氧状态的情况下活动，能够保存体能，预防或减轻衰弱。

▍保证足够的营养供应

30%～70%的慢性肺疾病患者均存在不同程度的营养不良。营养不良也是衰弱的病因之一。慢阻肺患者应当积极预防和纠正营养不良。日常生活中应注意自身营养状况，进食蛋白质丰富的饮食，适量摄入脂肪，有二氧化碳潴留的患者应避免食用高碳水化合物食物，以免增加二氧化碳的产生。有条件的患者应咨询营养师，制定合理的营养计划。

▊ 保持良好的情绪

负面情绪会带来食欲下降、活动意愿减低、体力活动耐力下降等健康方面的不良影响，加重衰弱。老年朋友们应努力保持乐观、开朗的心态，多参加人际交往，主动寻找生活的乐趣，培养新的兴趣爱好；面对不如意的事情时，及时向家人和朋友倾诉。不能缓解的情绪问题，还需要尽快看医生，从医生那里寻求药物和非药物治疗的帮助。让我们用积极乐观的心态对抗慢阻肺，对抗衰弱。

小贴士

● 慢阻肺是老年人的常见慢性病之一，慢阻肺和衰弱互相促进，关系密切。

● 慢阻肺老年人可以通过良好的管理，最大限度维持肺功能，预防和减轻衰弱。

● 避免接触危险因素、注射疫苗、坚持药物治疗、纠正缺氧、进行肺康复训练、维持营养状况、保持情绪健康，就是慢阻肺老年人的抗衰弱攻略。

（秦丹）

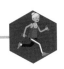

第十四章　心力衰竭老人如何抗衰弱?

场景案例

王老伯今年 75 岁,患有心脏病 10 年了,因为心脏病反复看病多次。近 2 年王老伯经常感觉到疲乏,体重也减轻了 10 多斤,小腿水肿消退以后看起来就像干柴棒,年轻时的肌肉都不见了。近半个月气紧,因眼睑和双腿水肿又到医院住院治疗。这次医院检查其脑钠肽为 4434 ng/L,心脏彩色多普勒超声检查显示双心房、右心室大,主动脉瓣轻度反流,心包少量积液,左心室收缩功能测量值稍降低。医生诊断为慢性心力衰竭合并衰弱。医生仔细评估了王老伯的病情,还安排了全套的老年综合评估,调整了王老伯的用药方案,使他的水肿消退了,气紧也缓解了。住院期间,王老伯还接受了康复治疗师的运动治疗和指导,营养师也来指导了王老伯的饮食。出院的时候,医生叮嘱王老伯要定期到门诊复诊,及时调整治疗方案,进行规律适当的运动锻炼,同时请营养科医生会诊为其制定营养治疗方案,请心理科医生评估其焦虑、抑郁情况。

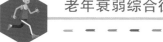
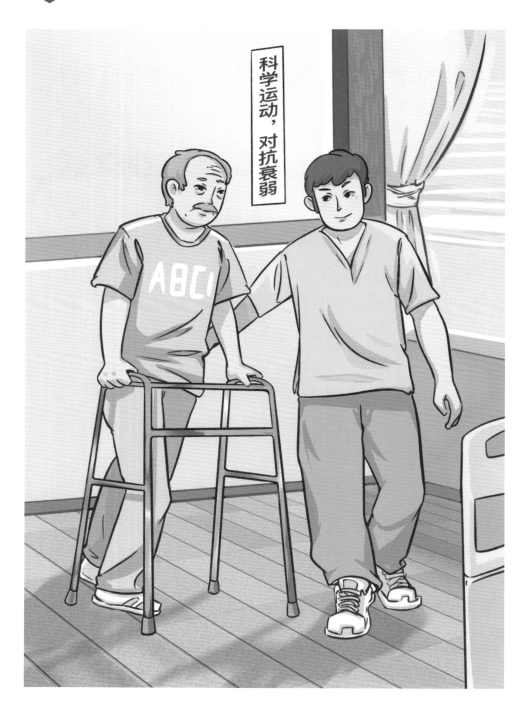

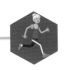

什么是心力衰竭？

心力衰竭的简称是心衰。心衰是由于心脏结构或者功能受损，导致心室的充盈功能或者射血能力受损的一组临床综合征，是老年人中常见的心血管系统疾病状态。随着人口老龄化和高血压、冠心病等心血管疾病发病率的逐渐上升，心衰的发病率也在逐渐上升。研究表明，心衰在老年人群中的发病率为 10% ～ 20%。心衰是对老年人的健康状况造成严重影响的慢性疾病，也是老年人的常见住院原因及死亡原因之一。

成年人典型的心衰可表现为呼吸困难、疲乏无力和液体潴留。液体潴留的表现是下肢水肿、气紧和端坐呼吸等。纽约心脏病协会（NYHA）根据诱发心力衰竭症状所需的活动程度将心功能的受损状况分为四级：I 级是指患者体力活动不受限制，日常体力活动不会引起明显的疲乏、气促或心悸等症状；II 级是指患者体力活动轻微受限，日常活动会引起心衰症状，但静息时无症状；III 级是指患者体力活动明显受限，低于日常体力活动水平即会出现心衰症状，但静息时无症状；IV 级是指任何程度的体力活动都会引起不适，即使是在静息时也可出现心衰症状。

心力衰竭和衰弱的相互影响

可以看出，本书关注的老年人衰弱和心衰的表现有些是相似的。疲乏、虚弱、活动后气紧等表现可以是心衰的症状，也可以是衰弱的表现。营养不良、抑郁、认知功能下降、低运动量和运动耐量下降等也是二者常常伴

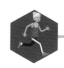

随的表现。两者虽然是不同的病理生理状态，它们却常常在老年人身上同时存在，互相影响。

心衰的患者中，衰弱的老年人很多见。一项系统评价研究表明，心衰患者中，44.5%都存在衰弱。相比于非心衰人群，心衰患者发生衰弱的风险增加到6倍。也就是说，心衰患者更容易发生衰弱。

反过来，衰弱会影响到心衰患者的预后。衰弱会增加慢性心衰患者急诊就诊风险和住院风险。慢性心衰患者当中，合并衰弱的患者年死亡率较非衰弱患者显著增加，10年生存率明显降低。随着衰弱程度的加重，慢性心衰患者死亡率也会相应增加。

衰弱会使心衰的诊断治疗过程变得复杂。首先，在老年人群中，由于心衰和衰弱存在着共同的症状表现，在鉴别衰弱和心衰时，医生会面临更大的挑战。其次，衰弱老年人生理储备较低，对心肌缺血和心律失常等应激事件的应对能力减弱，且身体恢复能力减弱，在受到心衰急性加重的打击后，更难复原到之前的状态。再次，衰弱对于心衰患者侵入性治疗的预后也存在负面的影响。衰弱患者在进行左心室辅助装置治疗后，表现出更高的术后并发症发生率和更低的生存率。对于晚期心力衰竭需要心脏移植的患者来说，术前衰弱患者的1年生存率也明显低于术前非衰弱患者。最后，衰弱患者对心衰的药物治疗更容易发生不良反应。一些抗心衰的药物在衰弱患者身上更容易引发头晕、尿失禁等不良反应，进而发生晕厥或跌倒等负性事件。

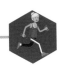

老年心力衰竭患者如何抗衰弱？

从上面所说的我们可以体会到，改善心衰老年人的衰弱，不仅可以改善生活质量，还有利于心衰的治疗和整体预后的改善。那么心衰老年人该怎样抗衰弱呢？

尽管目前尚无充足的研究表明在心衰患者中可以完全逆转衰弱，但是可以通过关注心衰的症状控制，并在运动和营养等方面给予积极的支持，从而预防衰弱或延缓衰弱。

■ 优化心衰的药物治疗方案

对于心衰合并衰弱的老年患者，优化心衰的药物治疗方案，可以使心衰症状得到更好的控制，减少心衰对日常生活的影响，从而减轻衰弱。医生会遵循如下原则来优化药物治疗：①对于有液体潴留的心衰患者均应使用利尿剂；②所有射血分数降低的心衰（HFrEF）患者均应该使用 ACEI，除非有禁忌证或不能耐受；③不能耐受 ACEI 的患者推荐使用 ARB；④对于病情相对稳定的慢性心衰患者应该使用 β 受体阻滞剂，除非有禁忌证或不能耐受；⑤对于左心室射血分数（LVEF）≤ 35%、使用 ACEI/ARB 和 β 受体阻滞剂后仍有症状的慢性心衰患者，推荐使用醛固酮受体拮抗剂；⑥对于使用了利尿剂、ACEI/ARB、β 受体阻滞剂和醛固酮受体拮抗剂后，仍持续有症状的慢性心衰患者，可短期使用洋地黄类或其他正性肌力药物。除了上面这些基本的用药原则，医生在进行心衰老年人治疗的时候，还会根据老年综合评估的结果，把患者的合并疾病情况、

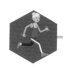

认知情绪状况、家庭社会支持程度和患者的治疗偏好等结合起来，帮助患者制定个体化的治疗方案。治疗方案绝不是一成不变的，还需要根据患者的状况变化及时做出调整。所以，心衰的老年患者，需要规律地到医生门诊复诊，真实地报告自身病情和用药后的反应，与医生深入交换意见，这样才能找到适合每位患者的最优化的治疗方案。

▋ 运动康复

有人可能会错误地认为卧床休息有利于心衰患者的恢复。实际上，长期卧床休息虽然减轻了心脏的负担，但会带来诸多的不良影响，包括增加血栓风险、降低活动能力和肺功能、导致焦虑和抑郁等精神心理问题等，而长期卧床本身，就与治疗目标背道而驰。任何疾病的治疗目标，都是尽可能恢复正常生活，而长期卧床则是失去了正常的生活。高质量的研究已经证实了运动康复治疗在慢性心衰中的好处。规律适量的抗阻运动和有氧运动可以改善心衰患者的心功能和症状，提高生活质量，并降低心血管事件发生率、住院率和死亡率。规律适量运动还可以帮助提升肌力和肌肉量，提高运动耐力和平衡能力，有助降低运动相关失能和跌倒风险。对于衰弱的心衰老年人，适当的运动会带来改善衰弱和心衰的双重收益。根据《慢性心力衰竭心脏康复中国专家共识》，对于处在纽约心脏协会（NYHA）心功能评级Ⅰ至Ⅲ级，生命体征平稳且无禁忌证的慢性心衰患者，可以在专业康复治疗师的指导下进行科学、规律、适量、个体化的运动康复训练。运动种类以有氧运动为主，柔韧性运动、抗阻运动、平衡运动及呼吸肌训练为辅。有氧运动包括步行或者太极拳、八段锦等中国传统体育活动。在进行有氧运动时需包含适当的热身运动和整理运动。可以从小量运动开始，

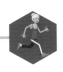

循序渐进，在专业人员的指导下根据身体情况定期调整运动处方，逐渐提高运动强度和频率，增加运动时间。

▌营养治疗

许多研究表明，膳食因素与心血管疾病密切相关。医学营养治疗可以有效改善心衰患者的预后，减少再入院和住院天数，提高生活质量。充足均衡的营养补充也可以纠正营养不良风险，改善体重下降，并可与抗阻运动达成协同作用，共同起到预防、缓解甚至逆转衰弱的作用。科学的营养治疗首先需要进行全面的营养评估，制定个性化方案。饮食方面主要是注重饮食多样化，少食多餐，平衡膳食。降低含有饱和脂肪酸和反式脂肪酸的肉类、油炸食品和糕点等的摄入；注意清淡饮食，减少钠盐的摄入；少吃富含胆固醇的食物，如动物内脏、鱿鱼和蛋黄等；要摄入充足的不饱和脂肪酸、膳食纤维和优质蛋白质，摄入足量蔬菜水果；适当补充 B 族维生素和钙剂；戒烟、戒酒。

▌维持良好的情绪状态

心衰患者常合并抑郁、焦虑等情绪问题，晚期心衰患者中这些情绪障碍更为常见。与其他疾病一样，在管理慢性疾病的时候管理情绪问题，能够改善疾病预后，也能改善生活质量，减轻衰弱。心衰老年患者需要定期进行情绪状况的评估。老年人自身或被家人发现情绪问题时，不应忽略漠视，而要尽早沟通，家人应积极给予心理支持，必要时在医生指导下启用改善情绪的药物治疗。改善情绪的药物治疗，已经逐渐成为晚期心衰治疗方案中重要的对症治疗措施之一。

■ 多学科团队照护模式

　　最理想的老年人健康管理模式，是由多学科团队提供的全程照护。这样的多学科团队照护模式，在慢性心衰和衰弱的管理中，都受到大力推崇。老年人的多学科照护团队，由医生、护士、康复治疗师、社会工作者和营养师等共同组成。由多学科团队成员分担老年人的老年综合评估和药物治疗方案、运动康复、营养管理等工作，充分发挥各专业的长处。这样的多学科团队照护模式值得推崇。

小贴士

- 衰弱和心衰常常在老年人身上共存。两者关系密切，互相影响，对患者的预后产生不良影响。
- 心衰患者对抗衰弱，有利于延缓心衰和衰弱的进展，提高健康水平，改善生活质量。
- 对老年心衰患者及早进行心衰症状的控制，进行规律的抗阻运动和有氧运动，充足均衡的营养补充，给予心理和精神指导，接受多学科团队的诊疗，定期进行老年综合评估，能够更好地改善衰弱，改善预后。

（张妍）

第十五章 衰弱老年人如何管理前列腺增生症？

场景案例

张大爷今年 75 岁，家人陪同前来老年病科门诊就诊。近一年体重下降近 5 kg，自觉疲乏无力，行走缓慢，去超市买东西、乘公交车、做饭、服药等日常活动逐渐不能独立完成，需要家人陪同协助。70 岁以后，张大爷常常感觉小便费力，等待时间长，尿流变细，排尿滴沥不尽感。有时候尿急，在公共场所不能及时赶到厕所而尿湿裤子。所以，每去一个陌生的地方，所做的第一件事情就是寻找厕所。夜间起床小便 4～5 次，严重影响睡眠，生活质量下降，心情烦躁，失眠，经常发脾气。张大爷因为小便的毛病常常感到难堪，现在感觉体力快速衰退，更觉得自己不中用了，恐怕是大限快到了。医生给张大爷安排了泌尿系彩超等检查，还进行了老年综合评估。医生得出的诊断是：前列腺增生、衰弱。医生安慰张大爷说，把前列腺增生症好好管管，说不定身体状况能好转。

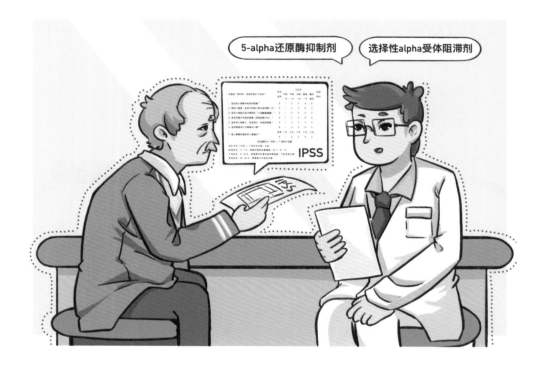

前列腺增生症是老年男性常见的慢性疾病。在 50 岁以上男性中，约 50% 患有前列腺增生症，80 岁以上男性约 80% 患有前列腺增生症。对于老年男性来说，前列腺增生是永远绕不开的话题。本章我们来谈谈前列腺增生和衰弱的话题。

前列腺是什么器官？

前列腺是位于男性膀胱与尿生殖膈之间的实质性器官，它将尿道根部包绕，形状如同前后稍扁的栗子，重量约 8 ～ 20 g，纵径约 3 cm、横径约 4 cm，前后径约 2 cm。它是男性生殖系统的附属腺，它的分泌物是精液的主要成分。前列腺大小及功能主要受雄性激素影响，它的体积在小儿期较小，性成熟期迅速增大，中年以后腺组织逐渐退化，结缔组织增生，出现老年性前列腺增生。

前列腺增生对老年人有什么影响？

随着年龄的增加，前列腺的组织增生，造成前列腺体积增大；增大的前列腺向尿道突出，导致尿道受压，尿液流出受阻，排尿不再像年轻人那样轻松。老年人在小便时出现一系列的问题，如尿频、尿急难忍、夜尿频繁、排尿时间延长、尿流细弱、排尿费力、排尿后滴沥尿不尽感，医学上称为"下尿路症状"。前列腺增生是下尿路症状最常见的原因之一。下尿路症状不但影响排尿，还带来一系列连锁反应：因担心尿急而不敢外出；睡前克制饮水；紧张、焦虑导致失眠；羞耻感和刻意减少社会活动等。除了"下尿路症状"，前列腺增生发展到严重程度时，可以引起尿潴留、肾积水、肾功能衰竭，这些情况有时也会危及生命。

前列腺增生的治疗原则是什么？

对于老年人前列腺增生，治疗的基本原则是：解除尿道梗阻，改善症状，提高生活质量，防治远期并发症。患者可以采用国际前列腺症状（IPSS）评分表（表3-15-1）对自己的症状严重程度进行评估。IPSS评分表是目前国际公认的判断前列腺增生下尿路症状严重程度的最佳方法之一。患者IPSS评分满分为35分，0～7分为轻度症状，8～19分为中度症状，20～35分为重度症状。

表 3-15-1　国际前列腺症状（IPSS）评分表

在最近一个月内，您是否有以下症状	无	在五次中					症状评分
		至少一次	少于半数	大约半数	多于半数	几乎每次	
1.是否经常有尿不尽感？（梗阻、排尿期）	0	1	2	3	4	5	
2.两次排尿间隔是否经常小于两小时？（刺激、储尿期）	0	1	2	3	4	5	
3.是否曾经有间断性排尿？（梗阻、排尿期）	0	1	2	3	4	5	
4.是否有排尿不能等待现象？（刺激、储尿期）	0	1	2	3	4	5	
5.是否有尿线变细现象？（梗阻、排尿期）	0	1	2	3	4	5	
6.是否需要用力及使劲才能排尿？（梗阻、排尿期）	0	1	2	3	4	5	
7.从入睡到早起一般需要起来排尿几次？（刺激、储尿期）	没有	1次	2次	3次	4次	5次	
	0	1	2	3	4	5	
症状总评分							

　　对于 0 ～ 7 分轻度症状的患者主要采取观察等待的办法，在日常生活中需要注意加强运动锻炼、营养干预、避免或减少辛辣刺激性食物摄入、戒除烟酒，避免便秘、调畅情志、洗温水澡、避免久坐和长时间骑车等，按时到泌尿外科或者老年病科门诊随访。

　　对于 8 ～ 19 分中度症状的患者，可以启动药物治疗。在启动药物治疗之前，也需要到泌尿外科或老年医学科与医生交换意见，充分理解药物的作用机理、服药的方法及药物可能带来的不良反应。治疗老年男性前列腺增生的药物包括如下几大类：①α受体阻滞剂，此类药物可以松弛膀胱颈及前列腺平滑肌，缓解膀胱出口处梗阻；②5α还原酶抑制剂，此类药物作用机制是降低体内雄性激素（双氢睾酮）的含量，使前列腺体积缩小，改善排尿困难；③M受体拮抗剂，此类药物通过缓解逼尿肌过度收缩，降低膀胱敏感性，从而改善患者的尿频、尿急症状；④植物制剂，具有促进膀胱逼尿肌收缩与尿道平滑肌松弛，以及抗炎、抗水肿等作用；⑤部分传统中药对前列腺增生也有一定疗效，但需要在有资质的医生指导下进行尝试。医生会根据患者的具体情况，为患者开具上述药物中的一种或几种处方药。

对于 20 ～ 35 分重度症状的患者，如果药物治疗效果不佳，存在以下情况之一：残余尿量达到 50 mL 以上、严重排尿等待、反复尿路感染、多次发生急性尿潴留，以及出现肾功能损害等，则需要到泌尿外科就诊，考虑进行手术治疗。

前列腺增生与衰弱有什么关系？

研究发现前列腺增生与衰弱的发生发展有关。有调查显示，在 80 岁以上的男性人群中，前列腺增生与衰弱共存的患者，占 80 岁以上总人数的 10% ～ 40%。前列腺增生患者发生衰弱，可能与如下原因相关。

（1）前列腺增生导致的下尿路症状严重影响老年人日常生活，引起

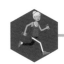

老年人睡眠质量严重下降，出现焦虑、抑郁情绪，食欲减退、外出活动减少，导致营养不良、肌肉减少等，加重衰弱。

（2）前列腺增生导致患者出现尿频、尿急、夜尿增多等症状，此类症状大大增加老年人跌倒的风险，跌倒是老年人意外死亡的主要原因，老年人一旦发生跌倒，进一步加重衰弱的发生。

（3）治疗前列腺增生及改善下尿路症状的药物，也可能加重衰弱。

α - 受体阻滞剂是改善前列腺增生症状的一类常用药物，可以使前列腺及膀胱颈部的肌肉松弛，缓解膀胱出口处的梗阻，如酚苄明、特拉唑嗪、多沙唑嗪、坦索罗辛等。这类药物常见不良反应包括头晕、头痛、无力、困倦及体位性低血压，这些不良反应均可引起或加重衰弱。

另一类药物称为 5α - 还原酶抑制剂，可缩小前列腺体积，常用药物有非那雄胺、度他雄胺等。这类药物通过阻断雄激素对前列腺的作用等机制，来治疗前列腺增生。这类药物可能妨碍蛋白质的合成，引起肌肉减少，体力下降，加重衰弱。

反过来，衰弱患者由于肌肉力量下降等原因，下尿路症状会更突出，这使得前列腺增生患者生活质量更差，更多采用药物治疗，或更容易发生尿潴留。可见前列腺增生和衰弱是相互影响的，往往形成恶性循环。

衰弱老年人该如何治疗前列腺增生及下尿路症状呢？

首先，衰弱老年人需要做好对衰弱的管理。改善衰弱，能帮助老年人更好地应对前列腺增生。改善衰弱，能一定程度上改善下尿路症状，改善睡眠和生活质量。本书第二篇专门讲述了改善衰弱的普适性策略，包括综合管理方案、运动、营养、改善肠道菌群等。同时也需要做好人文关怀，下尿路症状严重的患者往往容易产生焦虑及抑郁情绪，有的患者可能有厌世的念头。需要积极地进行心理疏导，使患者保持乐观的心态，感觉到生活的乐趣，促进病情恢复。

其次，对于衰弱老年人前列腺增生的治疗，需要在遵循治疗原则的基础上，根据患者具体情况制定个体化方案。如本文前面介绍，症状轻微的患者主要策略是生活方式干预、观察等待及按时医学随访。对于需要药物治疗的患者，治疗方案最好在老年医学科医生及泌尿科医生的共同协商下制定。药物选择上，医生会结合老年综合评估的结果，兼顾前列腺增生的病情、患者症状严重程度、其他共存疾病状况、衰弱程度及预期寿命、患者对治疗方案的偏好、家庭经济条件及当地可获得的药物种类等多方面因素，选择最优的药物方案。服药期间，需要定期进行老年病科门诊随访，根据前列腺症状和整体健康状况，及时调整治疗方案。对于需要进行手术治疗的患者，建议术前进行衰弱评估等老年综合评估，利于医生做好充分术前准备，降低术后并发症发生，并给予适当的术后康复措施，促进术后快速康复。与其他所有手术一样，我们需要权衡衰弱老年人手术治疗的获益和风险。关于衰弱老年人手术安全性，在本书第四篇第二十章进行了讨论。

最后，判定和处理前列腺增生以外的引起下尿路症状的原因，并尽力去改善。出现下尿路症状不能只考虑前列腺增生一个病因，有可能存在一个以上的病因。这时，只治疗前列腺增生，可能治疗效果不佳，过度药物治疗还会增加不良反应和衰弱。下尿路症状的老年人需要在医生帮助下寻找其他病因。医生可能会考虑到的常见原因和治疗方法如下。

（1）夜尿症：指每晚排尿≥2次的情况。夜尿症的患病率随年龄增加而增高，严重影响患者的生活质量，常导致抑郁、认知功能障碍、情绪障碍、跌倒性损伤等并发症。高龄、肥胖、吸烟、高血压、糖尿病、睡眠障碍，以及部分药物（如激素类药物、抗抑郁药物、抗癫痫药物等）均是夜尿症的危险因素。夜尿症的治疗方法包括：生活方式干预，如限制饮水、注意夜间保暖等；同时，针对不同病因选择药物或外科治疗。

（2）膀胱过度活动：膀胱过度活动表现为尿频及夜尿次数增多，常有尿急症状，有时还伴有尿失禁。研究发现，膀胱过度活动的发生与大脑控制能力下降及膀胱本身的改变均有关系。对于膀胱过度活动的治疗方法有膀胱训练和药物治疗两方面。膀胱训练方法包括延迟排尿、定时排尿法及会阴部肌肉训练等；药物治疗的作用机制是通过控制膀胱部位肌肉的过度收缩或阻止膀胱的感觉神经传入大脑。对于膀胱容量过小、顺应性严重下降的膀胱过度活动患者可采取手术治疗。

（3）膀胱活动不足：主要是因为引起膀胱收缩的逼尿肌，其收缩的强度和（或）持续时间不足，导致正常排尿时间段内膀胱排空延迟或不能完全排空。其特征为排尿时间延长、尿等待、尿不尽感。目前对于膀胱活动不足的治疗方法相对有限，不论是药物治疗还是手术治疗均处于探索阶段。

小贴士

- 对于老年男性来说，前列腺增生是一个常见疾病。前列腺增生导致尿道受压，引起尿频、尿急难忍、夜尿频繁、排尿时间延长、尿流细弱、排尿费力、排尿后滴沥尿不尽感，医学上称为"下尿路症状"。

- 老年人前列腺增生治疗分为观察等待、药物治疗和手术治疗三个阶段，治疗的基本原则是：解除尿道梗阻，改善症状，提高生活质量，以及防治远期并发症。国际前列腺症状评分表（IPSS）可以用于症状严重程度评估，对治疗方案制定有重要作用。

- 老年人群中常常有衰弱与前列腺增生共同存在，衰弱与前列腺增生可以相互影响，形成恶性循环。

- 衰弱的前列腺增生老年人，需要积极管理衰弱，尽可能改善衰弱；结合老年综合评估的结果，选择最优的药物治疗方案，手术治疗需权衡利弊；还需要寻找引起下尿路症状的其他原因并给予治疗。

（刘艳明）

参考文献

[1] 金宗兰，陈萍萍，汪艳，等 . 老年前列腺增生患者衰弱状况及影响因素 [J]. 中国老年学杂志，2018，38（16）：3934-3937.

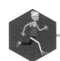
[2] 郝秋奎，李峻，董碧蓉，等 . 老年患者衰弱评估与干预中国专家共识 [J]. 中华老年医学杂志，2017，36（3）：251-256.

[3] 那彦群，叶章群，孙光 . 中国泌尿外科疾病诊断治疗指南 2011 版 [M]. 北京：人民卫生出版社，2011.

[4] 那彦群 . 我国良性前列腺增生临床治疗现状及思考 [J]. 中华外科杂志，2007，45（14）：937-938.

[5] 中国中西医结合学会男科专业委员会 . 良性前列腺增生中西医结合诊疗指南（试行版）[J]，中华男科学杂志，2017，23（3）：280-285.

[6] 果宏峰，那彦群 .《良性前列腺增生诊断治疗指南》解读及相关研究进展 [J]. 现代实用医学，2014，26（10）：1193-1195.

[7] 张样华，王行环，王刚，等 . 良性前列腺增生临床诊治指南 [J]. 中华外科杂志，2007，45（24）：1704-1707.

[8] 夜尿症临床诊疗中国专家共识编写组 . 夜尿症临床诊疗中国专家共识 [J]. 中华泌尿外科杂志，2018，39（8）：561-564.

[9] 廖利民 . 膀胱活动低下症的研究现状与进展 [J]. 临床泌尿外科杂志，2018，33（1）：1-6.

[10] 《泌尿外科杂志（电子版）》编辑部 .《膀胱过度活动症诊治指南》解读 [J]. 泌尿外科杂志（电子版），2010，2（1）：55-57.

[11] SOMA O，HATAKEYAMA S，IMAI A，et al. Relationship between frailty and lower urinary tract symptoms among community-dwelling adults [J]. Low Urin Tract Symptom，2020，12（2）：128-136.

[12] SUSKIND A M. Frailty and lower urinary tract symptoms [J]. Curr Urol Rep，2017，18（9）：67.

[13] CHAPLIN S. Frailty and treatments for benign prostatic hyperplasia [J]. Therapy Management，2017，28（1）：42-46.

第四篇

取舍适当　安全就医

第十六章 服药越多效果越好吗？

　　吴阿婆，81岁，患有糖尿病、高血压、冠心病、高脂血症、骨质疏松症、肾功能不全多年。吴阿婆一直重视身体健康，长期在心血管内科、内分泌科、肾脏科等各种专科看病拿药。按照医生的建议，每天服药十来种。吴阿婆还喜欢保健品，从推销的商家那里买了一些热销的保健品来服用。吴阿婆这两年感到身体状况大不如前，晚上睡眠不好，白天精神差，吃饭不香，四肢疲软乏力，站起来常常头晕，前天晚上还差点摔一跤，一年体重下降了5 kg。这天去社区打疫苗，吴阿婆向社区医生唠叨身体一天不如一天，问该加点什么药来治一治。社区医生听说了吴阿婆的情况，恳切地说："阿婆，药物不是越多越好哦！要根据情况适当取舍。"

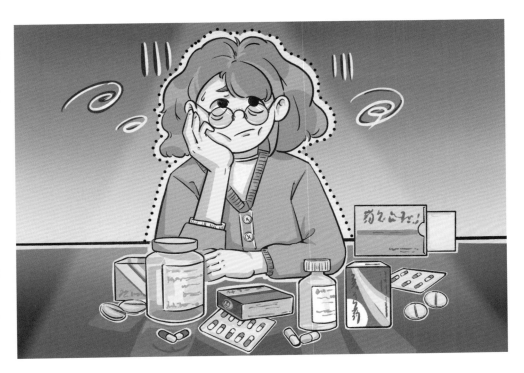

生活中我们常常看到一些老年人每天服用好几种药物，如降压药、降糖药、降脂药、止痛药等。同一名患者同时使用多种药物治疗的情况，称之为"多重用药"。多重用药通常指的是同时使用 5 种及以上的药物，包括在医院或诊所开的处方药、在药店买的非处方药及中草药，保健品也要算在用药种类之中。随着年龄的增长，老年人衰弱的加重，疾病诊断越来越多，需要使用的药物数目也在增加。据统计，65 岁及以上的老年人中有 44.2% ～ 57.7% 使用至少 5 种不同的药物，9.1% ～ 23.2% 在同时使用 10 种或以上的药物。对衰弱多病的老年人来说，服用药物越多越好吗？

事实上，多重用药除了对不同的疾病有治疗作用以外，还会带来用药风险的明显增加。用药种类越多，越容易产生药物不良反应、药物间的相互作用及药物疾病相互作用。多重用药，被发现是衰弱老年人不良健康结局的原因之一。

老年患者多重用药的原因有哪些？

为什么老年患者常常会服用多种药物呢？这是多种原因造成的。

存在多种疾病，常需要多种药物治疗

许多慢性疾病的患病率随着年龄的增长而逐渐增高，一位老年人同时患上两种或更多的慢性疾病比年轻人常见。最常见的导致患者多重用药的疾病包括高血压、冠心病、高脂血症、糖尿病、慢性胃炎等，服用最多的药物包括降压药、调脂药、抗血小板药、抑酸护胃药、抗精神病药、降糖药等。一些药物是必需的，但还有一些药物是为了处理或预防其他药物的不良反应而添加的，这又增加了用药的种类。例如，老年人患有冠心病或脑卒中，需要使用阿司匹林抗血小板治疗，但是有些患者服用阿司匹林之后出现胃肠道不适，于是医生又开了抑酸药治疗胃肠道不适。

在多个医疗机构或专科医生诊室就诊

老年患者常常因为患有多种疾病到不同的医疗机构就诊于多个专科医生。如果医生与医生之间、医生与患者之间缺乏有效的沟通，就诊时医生并没有详细地对患者的用药情况进行询问，或患者无法提供给医生完整的用药记录，就可能出现处方类似或重复的用药。这就增加了不适当的多重用药。

■ 从多种途径得到非处方药物

除医生开的处方药物之外，老年患者还常常自行购买药物或接收亲友赠送药物。一些老年患者因社会能力和人际关系退化，容易受到外界一些宣传（如电视、网络广告等）的影响，从而购买非处方药物或保健药物。晚辈或朋友关心老年患者健康，也可能赠送一些非处方药物、保健药物或偏方。

■ 认知功能或视听功能下降，导致不正确用药

存在认知功能下降（如痴呆）的老年人，自我管理服药的能力下降，可能会对药物用法等的理解不到位，发生服药次数、种类、数量的错误，导致多重用药或用药过量。

■ 不恰当的服药观念

部分老年人可能过度关注自我健康状况，误以为服药越多越好，或受亲友影响自行调整用药。也有部分老年人因为活动或就诊不方便，不能及时到医院或诊所调整用药，从而导致有些药物超过疗程或过量服用。

多重用药对健康的潜在不良影响

多个研究已经证实，多重用药对老年人健康存在不良的影响。多重用药的管理也因此成为老年医学关注的重点课题之一。多重用药有哪些不良影响呢？

■ 药物不良反应和不良事件

药物不良反应是指使用正常剂量的药物时出现的有害的且与用药目

的无关的反应。药物不良事件是指药物治疗过程中出现的不良临床事件，不一定和该药有因果关系，它可能由药物不良反应、用药失误、药物滥用、药物标准缺陷和药物质量问题造成。多重用药时由于用药种类多，以及药物之间的相互作用，药物不良反应发生的概率会增加。此外，由于老年人生理功能降低，对药物的代谢减缓，也导致老年患者更容易发生药物不良反应。衰弱老年人是多重用药和发生药物不良反应的高危人群。研究发现，发生药物不良反应的危险因素主要包括：①患者年龄大于 85 岁；②患者体重过低或体重指数过低；③患者同时患有 6 种及以上的慢性疾病；④肾功能减退，肾小球滤过率＜ 50 mL/min；⑤每日用药种类达 9 种或更多；⑥每日用药剂次达 12 剂或更多；⑦患者曾有药物不良反应史。符合这些条件的数目越多，药物不良反应越容易发生。

服药依从性下降

药物种类太多，服用方案复杂，患者感觉服用药物过多，会产生服药抵触情绪，从而不遵从医嘱正确服用药物，这就是依从性降低。患者有可能自行将药物每日 3 次的服用方法改为每日 1 次或减掉某些不想服用的药物，甚至直接拒绝服药。服药依从性差则会对疾病的预后、治疗的成功与否及住院和药物不良事件产生影响。这也是多重用药带来的不良影响之一。

多重用药对老年患者衰弱的影响

多重用药和老年衰弱密切相关。研究显示，多重用药是老年人衰弱的危险因素之一。一方面，多重用药伴有处方用药不当、患者依从性低及药物不良反应时可加速衰弱的进展；另一方面，多重用药本身就可能加重衰弱程度。

■ 多重用药与不良健康事件的相关性

现有的不同研究证据发现，多重用药与多种老年人健康不良事件相关。这些研究证据多来自国外。照护机构中，服用 10 种以上药物的老年人比服用 5 种以下药物的老年人更容易发生非计划的住院。服用 5 种以上药物的老年人比服用 5 种以下药物的老年人，死亡率更高。社区居住的老年人中，多重用药的老年人比不服药的老年人将来需要入住照护机构的概率更高。这些研究显示了多重用药人群发生不良健康事件的风险更高。根据前面多重用药的原因，我们可以知道，这些健康不良事件的原因，既来自患者多病共存本身，还可能来自不适当的多重用药。这就提醒我们，应当提高多重用药的适当性。

衰弱老年人多重用药到底对不对？

这个问题不能笼统地回答"对"还是"不对"。既然衰弱老年人往往属于多病共存的人群，需要服用多种药物就不可避免。而多重用药又加重衰弱，增加不良反应，降低用药依从性。这时，我们不能以用药的种类数目来简单断定用药是否合理，而需要权衡多重用药对衰弱老年人个体带来的利弊。事实上，目前学术界已经一致认识到，多重用药的方案，分为"适当的多重用药"和"不适当的多重用药"两种情况。多病共存的衰弱老年人，需要"适当"的多重用药。

那么，什么是适当的多重用药呢？简单地说，必要、精简、用法正确、符合老年人治疗目标的方案，就是"适当"的多重用药。相反，不必要的、重复的、用法错误的及与老年人治疗目标相悖的方案，就是不适当的多重用药。

衰弱老年人多重用药怎样才能适当？

衰弱老年人多重用药的管理是衰弱照护的重要方面。如何保证衰弱老年人多重用药是最适当的方案，这是一项需要医生、老年患者和照护者共同合作才能实现目标的工作。对衰弱老年人、家人和照护者而言，需要做到以下几点。

规范就医

老年患者应到有资质的医疗机构就医，妥善保管每次的就诊记录，尽量记得或让家人记得自己的诊断，就诊时带上服药清单或者将所有正在服用的药物携带上前往就诊。这样可方便医生进行严格的用药评估，防止不恰当用药。注意医疗的连续性，尽量在相同的医疗机构接受连续性的照护。就诊于多个专科或医疗机构，很容易发生医疗不连续，包括治疗的重复、冲突、不衔接等，容易发生不合理的多重用药，造成医源性伤害。做好初级保健，最好是在全科医生或老年医学科医生的帮助下全面管理所有的健康问题，可减少不合理用药的发生。

接受老年综合评估

本书前面多章都介绍了老年综合评估对衰弱老年人照护的作用。研究证实，开展老年综合评估可以减少与多重用药相关的衰弱程度。老年综合评估通过对疾病、认知、精神、躯体功能、社会支持度等多方位的评估，使衰弱、多病的老年患者和医生都清楚地了解患者的总体健康状况和照护目标，从而做出适当的取舍，制定出对患者最合适的药物治疗方案。

■ 积极和医生沟通，让自己和医生都明白优先的治疗目标

对衰弱老年人来说，治疗的目标不仅只有降低并发症和某一个疾病的远期死亡率。对于衰弱老年人而言，维持良好的生活质量和生活的独立性也是重要的健康管理目标，甚至是最重要的目标。治疗目标还可能是在一定时间内达成某一个愿望。有些时候，实现远期治疗目标的治疗措施和保持生活质量是相悖的。要想减少药物不良反应，有时不得不考虑减停或替换药物。这种情况在衰弱老年人的照护中时常出现。这时，我们就需要确定一个优先治疗目标。

■ 理解医生用药的原则

医生对于衰弱老年人用药，有以下一些原则需要遵守：①有适应证才用药；②使用确定有效的药物；③结合老年综合评估结果，制定适当的用药方案；④使用获益大于风险的药物；⑤用药符合患者的优先治疗目标；⑥使用在预期生存期中能带来获益的药物，有些治疗的获益，需要数年或更长的时间，如果获益所需的时间超过了衰弱老年人的预期生存期，则这个治疗方案带来的更多是不良反应风险，而不是益处；⑦动态评估健康状况和用药后的反应，及时调整治疗方案，保持适当的多重用药。调整治疗方案，既包括了加上适当的用药，也包括了停止不适当的用药。此外，

医生还可能借助一些专业的工具，评估多重用药的风险，例如，Beers 标准和 STOPP/START 标准等老年人不适当用药标准。

提高用药的管理能力

提高用药管理能力的第一个方法是制定纸质版的药物清单。完整准确的药物清单是解决药物核对和药物管理问题的基础。让衰弱老年人和家人都积极参与记录用药情况，方便医生对用药进行调整。在制定和调整用药清单时，患者需要携带他们所服用的所有药物到诊室和医生一起讨论。注意，所有的药物，包括处方药物和非处方药物，口服药物和非口服药物，如注射剂、吸入剂、药膏和滴剂，以及偶尔服用的药物，一样也不要遗漏。不论看哪个科的门诊，所有科室医生处方的药物，都要带上。这样医生才能掌握真实准确的用药情况。

提高用药管理能力的第二个方法是采用分装药盒。将多种药物按照服用的时间分装在专门的药盒里，每次按服药时间取用。这样可以提醒老年人定时用药，避免漏服或重复服药，也方便核查是否服药有误。

提高用药管理能力的第三个方法是请家人或照护者协助整理用药和协助服药。对自行管理用药有困难的衰弱老年人，适当的协助对于正确服药至关重要。

小贴士

● 衰弱老年人多重用药现象普遍。

● 衰弱老年人用药不是越多越好，多重用药与老年人健康不良事件相关。

● 衰弱老年人多重用药，需要在医生的帮助下，根据个体情况适当取舍。

● 规范就医，积极与医生沟通，提高用药的管理能力，才能保证用药的最大合理性，减少健康风险。

（左志良）

参考文献

[1]　于普林. 老年医学 [M]. 北京：人民卫生出版社，2019.

[2]　李小鹰. 中华老年医学 [M]. 北京：人民卫生出版社，2016.

[3]　董碧蓉. 新概念老年医学 [M]. 北京：北京大学医学出版社，2015.

[4]　钟华，戚龙，吴正蓉，等. 共病多重用药的对策 [J]. 现代临床医学，2014，40（6）：467-468，472.

[5]　NWADIUGWU M C. Frailty and the risk of polypharmacy in the older person：enabling and preventative approaches [J]. Journal of aging research，2020，2020：6759521.

[6]　李凤，王建华，宋开兰. 老年病人多重用药的研究进展 [J]. 护理研究，2020，34：4207-4210.

第十七章　衰弱老年人体检项目怎么安排?

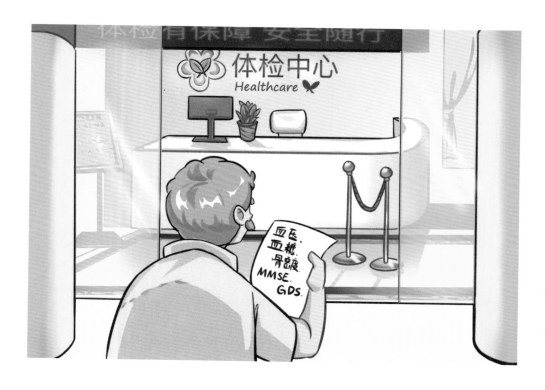

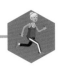

场景案例

　　72 岁的老刘最不喜欢体检了，总觉得自己身体倍儿棒，许多年都不曾进过医院，今年在儿女的"逼迫"下，来到医院系统体检，查出了肺癌伴肺内转移。老年人和家人都无法接受，后悔没有每年按时体检，早点发现肿瘤。79 岁的老陈刚做完体检，报告上的各种指标都挺好：血压、血糖、血脂、肝肾功均正常。看着这些"正常"的检查结果，怀疑体检结果不准确，因为他这几年总觉得自己的身体一年不如一年，体力和记忆力慢慢变差，最近这一年，体重还莫名其妙下降了七八斤。为什么这么多毛病，体检查不出来呢？到底老年人的体检要怎么安排才适当呢？

　　在上面的案例中，老刘长期不体检，初次体检发现肿瘤已经是晚期了；而老陈进行了常规的体检，却不能解释各种不适症状和身体功能的衰退。这是老年人体检中的两个常见误区：体检时机和体检项目安排不当。那老年人该如何安排体检项目呢？

　　让我们先从体检的目的说起。

老年人体检的目的是什么？

　　体检就是身体检查。体检按照不同的目的被分为三类。第一类是以症状为中心，以疾病诊断和治疗为目的的体检，称为"医疗体检"。例如，有人因为反复胸痛，去医院就诊，医生会按照胸痛的诊断鉴别诊断需要，给患者安排体检项目。第二类体检的目的是考察受检者是否能胜任某项特定工作或行为，称为"通过性体检"。例如，入伍、入职、考驾照、结婚前等的体检。第三类体检是对受检者进行身体检查，了解受检者健康状况，及早发现影响健康的高风险因素及潜在的疾病隐患，达到预防和早期治疗的目的，这一类体检叫作"健康体检"。

本章讨论的就是衰弱老年人的健康体检。需要特别强调的是，老年人的健康状况包含疾病和功能状态两大方面，针对老年人所进行的体检，其最终目的是维持老年人的功能状态，改善其生活质量，降低疾病负担。健康体检为随后的有效预防措施的实施提供依据，是维护老年人健康不可缺少的措施。

健康体检项目怎么安排才合理？

合理的健康体检项目，需要针对个体的高发疾病风险和危险因素来制定。不同年龄、不同的遗传背景和生活环境的人存在不同的健康问题风险，合理体检项目的安排，包含了这些因素带来的高危疾病的筛查。简单地说，理想的健康体检项目的安排应该是个体化的，而不是所有人都检查相同的项目。

衰弱老年人的体检项目安排要考虑的因素

　　衰弱老年人本身多数已经患有疾病、处于功能受损的状态。衰弱老年人的体检不仅限于筛查疾病或其潜在风险因素，还应包括对已患疾病的严重程度和个体功能状态的评估。老年人的功能状态评估，除了某个单一器官的功能，包括了躯体功能、认知功能、心理健康状态等方面。

　　健康体检的目的之一是尽早发现疾病和（或）健康问题，以便尽早治疗或管理。体检的好处得到实现还有两个前提，第一是有足够时间进行治疗并获得益处；第二是治疗措施对受试者的好处大于坏处。因此，在进行体检时，就需要考虑治疗措施的获益和风险，以及获益的时间。衰弱老年人处于生命的晚期，同时由于衰弱，对多种治疗措施的耐受性明显下降，过度的诊疗措施还可能带来安全性方面的风险，这就需要在制定衰弱老年人体检计划的时候，考虑体检项目带来的获益风险比，以及获益需要的时间与预期寿命的关系。例如，衰弱老年人的某些肿瘤筛查前，需要考虑到老年人的预期寿命，能否有生存获益。如果衰弱老年人的预期寿命不够长，或者患有多种疾病、衰弱，不足以耐受肿瘤的治疗，那么这类肿瘤筛查则没有必要。相反，有些以改善生活质量和防止功能衰退为目标的体检项目，对于衰弱老年人来说非常需要，包括高血压、高血糖、骨质疏松、心衰等慢性病；视力、听力、抑郁、认知障碍、行走能力等老年综合征等。筛查出这些疾病或老年综合征，开始有效的治疗管理，衰弱老年人能够获得心脑血管事件风险降低、自理能力和生活质量得到改善或维持的好处。

总地来说，在给衰弱老年人制定体检项目时，需要考虑体检项目和后续治疗措施带来的获益、风险及获益需要的时间，结合衰弱老年人的具体情况来确定是否进行。美国老年医学学会（American Geriatric Society，AGS）指出，应当根据不同老年人的个体差异，综合考虑老年人的年龄、功能状态、伴随疾病、预期寿命、经济状况等给予合适的建议；此外，不仅要考虑何时开始哪些筛查，也要考虑适时终止某些筛查。这样不仅可以最优化我们医疗资源的使用，也可以更好地维护的老年人健康。

相关权威组织对部分体检项目的推荐

对于老年人的疾病筛查清单，国际国内尚没有统一的指南。有关老年人疾病筛查的推荐，依据多来自针对成年人的研究。这些成年人的研究结果被用来指导老年人的疾病筛查和预防，不一定适当。美国预防医学工作组（US preventive service task force，USPSTF）/ AGS 及我国相关专家共识基于现有研究证据，通过指南或共识，对老年人的部分体检项目做出了明确的推荐。下面列举了部分相关的推荐意见。

肿瘤的筛查

（1）肺癌：肺癌是我国常见恶性肿瘤之一，在老年人群中高发。USPSTF 推荐 55 ~ 80 岁的高危人群，每年进行低剂量 CT 检查，一旦被筛查者戒烟满 15 年或者期望寿命有限时，即可停止筛查。USPSTF 定义的高危人群指：吸烟 30 包年及以上，现目前正在吸烟或戒烟不足 15 年。《中国肺癌低剂量螺旋 CT 筛查指南（2018 年版）》将肺癌高危人群定义为：

年龄介于 50 ～ 74 岁的吸烟者，至少有 20 包年吸烟史，如已经戒烟但戒烟时间不超过 5 年；除此之外，如果某些高发地区有其他重要的肺癌危险因素也可认定为高危人群。该指南建议高危人群每年进行低剂量 CT 检查。该指南明确推荐不必进行低剂量螺旋 CT 肺癌筛查的人群包括：近 5 年有癌症病史（非黑色素性、皮肤癌、宫颈原位癌、局限性前列腺癌除外）、不能耐受可能的肺癌切除手术或有严重影响生命疾病的个体。

（2）结直肠癌：《中国结直肠肿瘤早诊筛查策略专家共识》推荐 40 ～ 74 岁的普通人群作为筛查对象，尤其是有结直肠癌家族史、肠息肉史、阑尾或胆囊切除术后、炎症性肠病的高危人群。推荐：每 5 ～ 10 年 1 次结肠镜检查，结肠镜公认的获益最大，但并发症也最多。75 岁以上的高龄衰弱老年人不建议做结肠镜进行筛查。这部分老年人可推荐使用《结直肠癌筛查高危因素量化问卷》，并每年进行粪便隐血检测、每 3 年 1 次或 1 年 1 次多靶点粪便检测。

（3）乳腺癌：我国目前是以超声、钼靶为乳腺癌的主要检查手段。75 岁以下，身体健康的老年女性可 2 ～ 3 年体检 1 次乳腺，75 岁以上的老年女性可根据个人需求决定是否体检该项目。2016 年 USPSTF 指南指出：50 ～ 74 岁女性每 2 年 1 次乳房 X 线筛查；对于 ≥ 75 岁的女性，目前尚没有对筛查的一致推荐。AGS 则建议，65 岁以上的女性，预期寿命在 4 年以上，每 2 ～ 3 年进行 1 次钼靶筛查。

（4）其他肿瘤筛查：宫颈癌在老年女性中的侵袭性并不比年轻女性高，并且如果之前接受过筛查，那么发现高恶性度病变的概率不大。USPSTF 建议终止筛查的年龄是 65 岁，美国癌症医学会（American Cancer Society，ACS）和 AGS 建议将 70 岁作为终止筛查的年龄。因此，绝大多数老年女性，可以不必筛查宫颈癌。皮肤癌多见于老年人，通过全身皮肤的检查或自查有可能发现黑色素瘤、基底细胞癌及鳞癌，目前的证据尚不足以评估常规筛查皮肤癌的益处，老年人可根据个人需求决定是否筛查。

非肿瘤性疾病的筛查

对衰弱老年人而言，非肿瘤性疾病的筛查和评估为管理提供依据，与维护老年人生活质量和功能水平关系更大。这类体检项目包括：血压、血脂、血糖、骨密度等慢性疾病。USPSTF 和 AGS 等权威机构有如下推荐意见。

（1）心脑血管病危险因素：心脑血管疾病具有高死亡率和致残率，也是老年人易患的主要慢性疾病。人们常说的"三高"，就是心脑血管病危险因素，包括高血压、高血糖、高脂血症。对老年人进行血压、血糖、血脂的定期体检是合理的，尤其是较年轻的老年人，更能够从这些体检中获得远期益处。

（2）腹主动脉瘤：腹主动脉瘤破裂可能是严重的危及生命的事件。早期发现并进行治疗能明显降低这一风险。有吸烟史、腹主动脉瘤家族史、65 ～ 75 岁男性是其高风险人群。USPSTF 建议在上述人群中用超声筛查 1 次腹主动脉瘤。

（3）骨质疏松：骨质疏松也是老年人的常见疾病，与跌倒、骨折及其后的失能密切相关，及早诊断并进行治疗是减少骨质疏松性骨折的有效措施。AGS 建议对老年人进行骨质疏松筛查。USPSTF 推荐 65 岁及以上女性采用骨密度测定法常规筛查是否存在骨质疏松；没有足够的证据证明男性能从骨质疏松的常规筛查中获益。

老年综合征的筛查

对老年人而言，老年综合征的重要性绝不亚于慢性疾病。视力、听力等感官功能下降、情绪障碍、认知障碍及营养不良等，是对衰弱老年人生活质量和功能影响最大的老年综合征。USPSTF 对老年综合征的体检有如下推荐。

（1）视力和听力：视力、听力下降，会导致老年人与社会隔绝，造成抑郁、认知能力下降、诱发谵妄。USPSTF 及 AGS 推荐老年人每年进行 1 次视力、听力筛查，以发现潜在疾病，如屈光不正、青光眼、白内障、听力减退等视听能力问题。

（2）抑郁状态：老年期抑郁是老年人常见健康问题，对老年人的健康产生实质性影响。AGS 和 USPSTF 建议有条件确诊并治疗抑郁的医疗场所均对老年人进行抑郁筛查，但筛查的频率尚无明确推荐。

（3）认知障碍：痴呆是认知障碍的严重阶段，并给老年人带来生活能力的下降，增加照护压力。痴呆的发病率随年龄增长而增加。USPSTF 不建议在老年人中常规筛查痴呆；但是 AGS 认为应当尽早发现痴呆，因为早期治疗、教育和咨询可以使患者及家属受益。笔者认为应该尽早在老年人群中筛查认知功能下降，这样可能会在早期最佳治疗时期开始治疗，使患者获益。

（4）营养不良：营养不良与老年人的不良健康结局显著相关。老年人营养不良的原因是多方面的，综合干预可能改善营养不良。AGS 建议采用量表进行营养不良的筛查。

（5）其他老年综合征：除上述老年综合征以外，还有几种老年综合征对生存质量和失能影响很大，而且常常被忽略，包括睡眠障碍、跌倒、尿失禁等。这些老年综合征也适合安排在衰弱老年人的体检中进行筛查。

小贴士

● 健康体检的目的是维持老年人的功能状态，改善其生活质量，降低疾病负担。

● 在给衰弱老年人制定体检项目时，需要考虑体检项目和后续治疗措施带来的获益、风险及获益需要的时间，结合衰弱老年人的具体情况来确定是否进行。

● 美国预防医学工作组、美国老年医学会和我国部分专家共识对衰弱老年人的部分体检项目的推荐意见值得参考。

（林旭）

参考文献

[1] 周清华，范亚光，王颖，等 . 中国肺癌低剂量螺旋 CT 筛查指南（2018 年版）[J]. 中国肺癌杂志，2018，21（2）：67-75.

[2] 郑树，张苏展，蔡三军，等 . 中国结直肠肿瘤早诊筛查策略专家共识 [J]. 中华胃肠外科杂志，2018，21（10）：1081-1086.

[3] 朱鸣雷，刘晓红 . 老年人疾病筛查——目标性查体 [J]. 中国实用内科杂志，2011，31（1）：8-10.

第十八章 衰弱老年人能做化疗吗？

周老伯，80岁，轻度衰弱，能行走，认知功能正常，结肠癌术后5年复发，伴有肝转移。经医生评估后，不适合再进行手术治疗；基因检测结果提示没有合适的靶向药物；医生和周老伯及他的家人商量是否采取化疗的方法控制肿瘤的生长及扩散。周老伯觉得化疗特别伤身体，化疗后整个人面黄肌瘦，上吐下泻，身体更加虚弱，想着不做化疗，自己回去调养。但是女儿却认为化疗可以杀死体内的癌细胞，延长父亲的生命。为了得出适当的治疗方案，医生进一步对周老伯进行了全面评估，包括老年综合评估、其他的疾病诊断、肿瘤的病理类型及分期等。拿着这些评估结果，医生、周老伯和家人在诊断室开始了仔细的沟通和讨论。

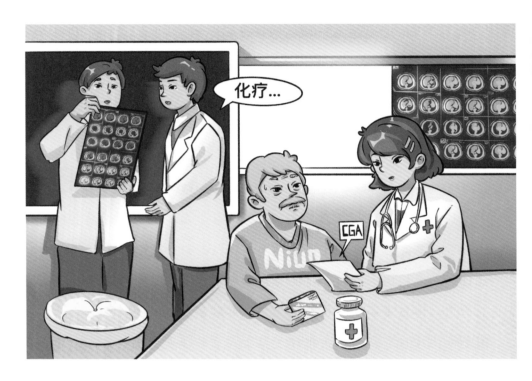

　　肿瘤是老年人中的常见病之一。肿瘤给人的印象是可怕的，无法治愈的。肿瘤有很多的治疗方法，化疗就是其中最经典和常见的一种。然而人们对老年肿瘤患者是否应该接受化疗，有很多的顾虑。本章就专门来聊一聊衰弱老年人与肿瘤化疗的话题。

认识化疗

■ 化疗是什么？

　　化疗是化学药物治疗的简称，其原理是通过使用化学治疗药物杀灭癌细胞达到治疗疾病的目的。化疗分为全身化疗和局部化疗。全身化疗主要是静脉或口服给予抗癌药物进行治疗。局部化疗包括肿瘤局部的动脉内注射、腔内注射等，可以提高局部药物浓度，减轻化疗的全身毒副作用。全身化疗和局部化疗各有优势，具体的化疗方式及药物选择取决于所患肿瘤的类型、播散程度及患者的整体健康状况。化疗和手术、放疗一起，构成了医生治疗肿瘤的三大法宝。后来研究人员和医生们又开发出了基因靶向治疗和生物治疗等其他的抗肿瘤手段。但手术、化疗和放疗仍然是最主要和最常用的肿瘤治疗方法。化疗可以单独使用，也可以和手术、放疗等其他措施联合使用。对于一些侵袭性大的肿瘤及中晚期或复发转移的肿瘤，单靠手术和放疗难以完全清除肿瘤细胞，须结合全身化疗。当然，并不是所有的肿瘤都适合做化疗，只有对化疗药物敏感的肿瘤，才适合化学治疗。

▌化疗对人体有伤害吗？

化疗药物虽然能够杀死肿瘤细胞，但对身体正常细胞也有一定损害作用，所以化疗过程中可能会出现多种毒副反应。常规剂量下，绝大多数化疗药物的普遍性毒性反应主要有：胃肠道反应（如食欲缺乏、恶心、呕吐等）、骨髓抑制（如白细胞、血小板下降）和脱发等。其中，以前两者最为常见。此外，某些化疗药物还具有特殊的毒性反应。

▌化疗到底是利大还是弊大？

化疗能杀死肿瘤细胞，但也有明显的不良反应。那化疗到底是好处多还是坏处多呢？化疗也被称为是一把"双刃剑"。化疗中患者的最终获益情况主要取决于肿瘤对药物的敏感性和自身对化疗的耐受性。肿瘤对药物的敏感性越高，则化疗的疗效越好；患者自身对化疗的耐受性越好，则化疗的不良反应越少。与年轻患者相比，衰弱的老年患者器官功能减退、基础疾病更多、躯体和认知功能也更差，对化疗的耐受性通常更差，出现严重化疗毒副反应的风险更大。因此，老年患者的化疗更为复杂且具有挑战性。对肿瘤患者整个群体来说，化疗是利大于弊的，它能延缓肿瘤的进展，改善肿瘤的预后。然而，对个体来说，化疗的利弊是因人而异的。这就需要具体情况具体分析。

肿瘤、化疗与衰弱的关系

研究证实，肿瘤是衰弱的重要危险因素之一。肿瘤带来的能量消耗，器官功能损害，异常的细胞因子等分子信号的紊乱导致患者营养不良或者恶病质、抵抗力下降，造成了衰弱。而衰弱状态明显减弱了肿瘤患者抵抗各种不良事件的能力，直接导致肿瘤患者的生存期缩短。有研究表明，超过一半的老年癌症患者处于衰弱或衰弱前期，这些衰弱老年人发生术后并发症、化疗不耐受，甚至死亡的风险大大增加。

化疗作为一种常见的肿瘤治疗方法，其本身也是对患者生理储备的挑战。化疗能够进一步加重老年人原本的衰弱状态。化疗药物的常见不良反应（如厌食、恶心、呕吐等胃肠道症状）会对营养状况产生负面影响，白细胞、血小板下降等骨髓抑制表现会降低躯体抵抗力。衰弱在化疗患者中很常见。一项在我国三甲医院开展的研究发现，超过 60% 的化疗患者存在不同程度的衰弱。

简单地说，肿瘤本身和化疗都可能导致患者发生衰弱；而衰弱会令肿瘤预后更差，化疗毒副作用更容易发生。因此，在肿瘤化疗之前和化疗过程中，评估衰弱状态，积极纠正衰弱状态，对肿瘤的治疗决策和治疗效果都有帮助。

如何决定衰弱老年人是否进行化疗？

既然衰弱对肿瘤预后和化疗效果有这样大的影响，那到底如何决定衰弱老年人是否进行化疗呢？医生、患者和家属，需要从以下几个方面去仔细考虑才能做出最佳的决策。

化疗对肿瘤本身是不是当前的最佳选择？

化疗是肿瘤治疗的方法之一。医生会按照肿瘤的类型、分期，各种治疗手段的好处和坏处及制约治疗的其他条件，遵循肿瘤治疗的临床指南对各种治疗方法排序，化疗可能是目前的最佳方法，也可能是次选方法。根据药物的化学结构、来源和性质，化疗药物可以分为：烷化剂、抗代谢类、抗肿瘤抗生素类、植物碱类、铂类、其他等六大类。不同的肿瘤对上述各类药物的敏感性各异。医生会根据肿瘤类型来选择敏感的化疗药物。

化疗根据目的不同，可以分为根治性化疗、辅助化疗、新辅助化疗及姑息性化疗。它们虽然并非全都能治愈患者，但在肿瘤的不同阶段，都有可能是当前最佳的治疗选择。例如，部分对化疗敏感的肿瘤（如急性白血病、霍奇金淋巴瘤、非霍奇金淋巴瘤、绒癌）经根治性化疗后有望治愈；部分能够局部治疗（手术或放疗）的肿瘤，往往联合化疗一起以达到改善疗效、减少复发或转移、提高生存率的目的；而对于晚期肿瘤或复发性肿瘤，不适合局部治疗者，多采取姑息性化疗以提高患者生活质量、延长生存期。

■ 患者有没有化疗的禁忌证？

化疗禁忌证也是在化疗决策时必须考虑的问题。对于存在化疗禁忌证的患者，应暂缓化疗或者放弃化疗。例如，肝肾功能异常、骨髓造血功能低下、严重感染、器官功能衰竭、恶病质及对化疗药物过敏，都是化疗的禁忌证。这些情况下，需要放弃化疗的方法。

■ 衰弱老年人能否耐受化疗？

衰弱的老年肿瘤患者能否耐受化疗，是一个重要的医学问题。现在医生们采取两类方法来评估衰弱老年人的化疗耐受性。

第一类方法是化疗风险评估量表。量表评估快捷简单。量表是对一类标准化的量化评估工具的统称，可以理解为通过严格的步骤编制的"调查问卷"。通过量表测量的得分，可以预计风险的大小。这类量表的典型代表包括，KPS 评分和 ECOG 评分，它们都是通过评估老年人的功能状态来推断化疗的风险。其中，KPS 评分采用百分制，每 10 分一个等级，共 11 个等级，当老年人的得分 ≥ 70 分时，被认为可以从化疗中获益。而 ECOG 评分为 0 ~ 5 分，共 6 个等级，当老年人的得分 ≥ 3 分时，提示化疗的风险较高。针对 65 岁以上的老年患者，我们还可以使用 CARG 量表估计患者发生 3 ~ 5 级化疗不良反应的风险。对于 70 岁以上的患者也可以使用 CRASH 量表来预估化疗不良反应的风险。此外，近年的研究表明，衰弱筛查量表 G8 和 VES-13 也可以帮助预测化疗相关不良反应发生率和死亡率。结果表明，衰弱老年人普遍对化疗的耐受性下降，发生化疗不良反应的风险增高。医生通常选择自己熟练掌握的工具进行评估，并做出是否能耐受化疗的建议。

第二类方法是进行老年综合评估。老年综合评估全面细致，费时更长。在美国临床肿瘤学会（ASCO）2018 年发布的指南中明确提出，65 岁以上的患者进行化疗时，需进行老年综合评估来识别衰弱及其他老年综合征，评估内容应包括：躯体功能状态、肿瘤的共病、跌倒、抑郁、社会支持、认知和营养状况。大量研究发现，老年综合评估指标与化疗完成度、不良反应发生率及死亡率密切相关。老年综合评估的结果不仅能够帮助医生全面了解衰弱老年人的健康状况，预估其对化疗的耐受性，还能够为个性化治疗和护理方案的制定提供依据。例如，针对预期寿命短，化疗不良反应风险高的衰弱老年人，医生会建议支持治疗以提高老年人生活质量；针对预期寿命短，化疗不良反应风险中等的衰弱老年人，医生会建议采取姑息性化疗以提高老年人生活质量，延长生存期；对于预期寿命长，化疗不良反应风险高的衰弱老年人，医生会倾向于通过降低化疗药物剂量，更换化疗药物种类，以及针对性改善老年综合评估结果等方法，以提高老年人对化疗的耐受性，降低发生化疗不良反应的风险；对于预期寿命长，化疗不良反应风险中等的衰弱老年人，医生会在针对性改善老年综合评估结果的基础上，执行原本的化疗方案。

▎患者的治疗意愿

对于衰弱老年肿瘤患者是否化疗，最后一个最重要的考虑因素是患者的治疗意愿。上面分析的肿瘤和患者的身体状况，是决策是否化疗的客观条件。然而在对是否化疗进行决策时，患者的主观意愿是最终的决定因

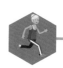

素。当肿瘤患者充分了解了肿瘤、化疗和自身情况，患者和家人（委托代理人）做出的决定，就是最佳的治疗决策。

衰弱老年人对化疗的耐受性能改善吗?

衰弱老年人对化疗的耐受性是能够改善的。根据老年综合评估的结果，针对性改善衰弱及其他健康问题，如纠正营养不良、纠正脏器功能不全、控制合并症、改善抑郁等，能够改善衰弱老年人对化疗的耐受性。

有研究发现，根据老年综合评估结果，对肿瘤治疗方案进行调整后，老年人发生化疗不良反应及提前终止化疗的比例明显降低。还有研究发现80%以上的老年人经老年综合评估后都需要调整原来的肿瘤治疗方案，这显示了老年综合评估对衰弱的老年肿瘤患者的重要性。

针对老年综合评估中的临床问题，医疗照护团队可以通过以下干预措施来改善老年人对化疗的耐受性。

（1）对于衰弱老年人：尽量改善老年人的衰弱状态，目前较为有效的方法是抗阻力训练和营养补充；此外，识别和管理其他并存的老年综合征也有利于改善衰弱。

（2）对于有跌倒史、躯体功能障碍的老年人：可采取物理治疗或作业治疗，进行力量和平衡训练、辅助设备训练或居家康复训练等；评估骨密度，治疗维生素 D 缺乏症；此外，还需要接受防跌倒教育、居家安全性评估。

（3）对于有合并症和多重用药的老年人：采取多学科诊疗模式，规范合并症的治疗和管理；评估药物依从性，尽可能减少药物种类，密切监测药物不良反应。

（4）对于存在认知障碍的老年人：由家属或代理人执行知情同意；了解发生谵妄的风险，尽量避免可能诱发谵妄的药物。

（5）对于抑郁的老年人：进行心理健康咨询，必要时可采取认知行为疗法、药物治疗等。

（6）对于存在营养不良，或体重减轻＞10%的老年人：进行营养评估及营养指导，保证足够的能量摄入；必要时可考虑护工、送餐等服务。

经过这些干预措施之后，重新对老年患者进行量表评估或老年综合评估，会发现老年患者的化疗风险下降，化疗的耐受性和获益提高。这时患者可以重新考虑进行化疗，并达到改善肿瘤预后的目的。

> ### 小贴士
>
> - 化疗是用化学药物杀死肿瘤细胞的治疗方法，是抗肿瘤治疗的基本方法之一。
> - 总体来说，化疗能改善肿瘤人群的预后，但个体患者从化疗中得到的好处和坏处因人而异，需要具体分析。
> - 衰弱使老年肿瘤患者预后更差，对化疗耐受性更差，获益更小。但衰弱并不是化疗的绝对禁忌证。
> - 衰弱老年人能否化疗需要根据肿瘤本身的特点、有无化疗禁忌证、化疗耐受性及综合评估老年人健康状况，由医生、患者和家属共同讨论，最后尊重患者的意愿来决定。
> - 衰弱老年人对化疗的耐受性，可以通过老年综合评估及针对性的干预措施得到改善，从而增加化疗的安全性，改善肿瘤的预后。

（胡凤娟）

参考文献

[1] 陈霞. 化疗期癌症患者衰弱现状与影响因素分析 [D]. 苏州：苏州大学，2018.

[2] 毛旭，马艳梅，常潇匀，等. 老年恶性肿瘤住院患者衰弱现状及其影响因素分析 [J]. 中国继续医学教育，2019，11（17）：154-157.

[3] 张慧鑫，张瑞丽，李慧娟，等. 老年肿瘤患者衰弱的研究进展 [J]. 中华护理教育，2019，16（2）：105-109.

[4] CAILLET P，LIUU E，RAYNAUD SIMON A，et al. Association between cachexia,

chemotherapy and outcomes in older cancer patients：a systematic review [J]. Clin Nutr，2017，36（6）：1473-1482.

[5] HANDFORTH C，CLEGG A，YOUNG C，et al. The prevalence and outcomes of frailty in older cancer patients：a systematic review [J]. Ann Oncol，2015，26（6）：1091-1101.

[6] MOHILE S G，DALE W，SOMERFIELD M R，et al. Practical assessment and management of vulnerabilities in older patients receiving chemotherapy：ASCO Guideline for Geriatric Oncology [J]. J Clin Oncol，2018，36（22）：2326-2347.

[7] CHAÏBI P，MAGNÉ N，BRETON S，et al. Influence of geriatric consultation with comprehensive geriatric assessment on final therapeutic decision in elderly cancer patients [J]. Crit Rev Oncol Hematol，2011，79（3）：302-307.

[8] WILDES T M，RUWE A P，FOURNIER C，et al. Geriatric assessment is associated with completion of chemotherapy，toxicity，and survival in older adults with cancer [J]. J Geriatr Oncol，2013，4（3）：227-234.

[9] CORRE R，GREILLIER L，LE CAËR H，et al. Use of a comprehensive geriatric assessment for the management of elderly patients with advanced non-small-cell lung cancer：the phase Ⅲ randomized ESOGIA-GFPC-GECP 08-02 Study [J]. J Clin Oncol，2016，34（13）：1476-1483.

[10] KIM J，HURRIA A. Determining chemotherapy tolerance in older patients with cancer [J]. J Natl Compr Canc Netw，2013，11（12）：1494-1502.

[11] DECOSTER L，VAN PUYVELDE K，MOHILE S，et al. Screening tools for multidimensional health problems warranting a geriatric assessment in older cancer patients：an update on SIOG recommendations [J]. Ann Oncol，2015，26（2）：288-300.

[12] LI D，SOTO-PEREZ-DE-CELIS E，HURRIA A. Geriatric assessment and tools for predicting treatment toxicity in older adults with cancer [J]. Cancer J，2017，23（4）：206-210.

[13] SOTO-PEREZ-DE-CELIS E，LI D，YUAN Y，et al. Functional versus chronological age：geriatric assessments to guide decision making in older patients with cancer [J]. Lancet Oncol，2018，19（6）：e305-e316.

[14] HUISINGH-SCHEETZ M，WALSTON J. How should older adults with cancer be evaluated for frailty? [J]. J Geriatr Oncol，2017，8（1）：8-15.

第十九章　如何应对前列腺癌治疗的不良反应?

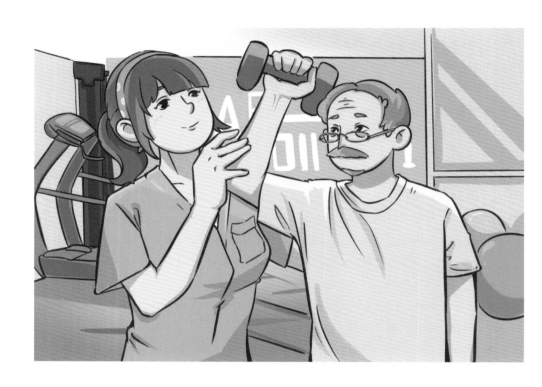

场景案例

　　4年前，71岁的胡爷爷在体检时发现前列腺肿瘤标志物（前列腺特异性抗原PSA）升高，磁共振成像（MRI）结果显示前列腺有异常病灶。随后胡爷爷接受了前列腺穿刺，病理报告提示为前列腺腺癌。胡爷爷进行了前列腺癌根治术，通过外科手术切除了肿瘤组织。但让胡爷爷和家人感到惋惜的是，术后3年，胡爷爷再次出现PSA升高，被诊断为前列腺癌复发。按照治疗指南，前列腺癌复发患者可进行挽救性放疗（SRT）+抗雄激素治疗（ADT）。但医生考虑到胡爷爷年纪较大，机体功能下降明显，患有衰弱综合征，在这种情况下行ADT，会增加骨质疏松、肌肉减少、血糖血脂代谢紊乱等不良事件的发生率，严重者可能会引起骨折、失能等。因此，医生建议胡爷爷在接受ADT的同时，定期检测髋关节骨密度，服用钙片及维生素D，以及每周进行2~3次的体能训练来维持肌肉含量。

什么是前列腺癌？

　　前列腺癌是男性前列腺的恶性肿瘤，是老年男性中常见的肿瘤之一。前列腺癌是我国男性泌尿系统中发病率最高的肿瘤，在所有男性恶性肿瘤中排第 6 位。与其他肿瘤相比，前列腺癌比较"温和"，多数发展比较缓慢，患者的带瘤生存期可以长达数年，在进行治疗的情况下，患者的生存期可以超过 10 年。前列腺癌早期不易被察觉，60% ～ 80% 的亚太地区患者在确诊前对前列腺癌一无所知。在疾病的早期阶段，患者可以没有症状，或者出现一些与老年男性常见的慢性疾病前列腺炎类似的症状，如尿频、排尿不畅、夜尿增多等，这些很容易被患者忽视。随着疾病进展，可出现尿液或精液中带血、勃起功能障碍等。一旦前列腺癌开始快速生长或者发生扩散，病情就变得比较严重，可出现腰痛、腿痛等骨转移症状。有些患者甚至到晚期都没有出现与前列腺相关的不适症状。

由于前列腺癌的特点，它可能是老年男性晚年长期伴随的疾病，对前列腺癌的治疗管理，是这些老年男性的重要照护内容。本章从前列腺癌的内分泌治疗方案和衰弱的角度探讨如何平衡前列腺癌的治疗及其不良反应。

医生如何对前列腺癌进行分期？

肿瘤的分期是对肿瘤进展程度进行量化的方法，通俗地讲，就是判断肿瘤病情的早晚。肿瘤分期是预后判断和治疗方案制定的重要依据。TNM 分期标准是临床上常用的前列腺癌分期的标准。T 代表肿瘤本身的大小和浸润范围，N 代表淋巴结，M 代表远处转移，例如，$T_1N_0M_0$ 这个字符串，就表示肿瘤局限于前列腺（T_1），没有淋巴结转移（N_0），没有远处转移（M_0）。根据 TNM 分期法，前列腺癌的进展程度可大致分为

3 个阶段：①临床局限性前列腺癌：肿瘤局限于前列腺内，为 T_1/T_2 期。②局部浸润性前列腺癌：肿瘤超出前列腺，为 T_3 期；超出前列腺，并转移至膀胱、直肠等其他结构，为 T_4 期。③转移性前列腺癌：不论 T 是多少，只要存在淋巴结或远处转移，$N_1 \sim N_3$ 代表不同程度的淋巴结转移，M_1 则表示出现远处转移。

前列腺癌的治疗方法有哪些？

前列腺癌的治疗方法，包括手术、放疗和内分泌治疗。医生会根据肿瘤的分期、患者的身体状况、患者对治疗方案的偏好等因素，与患者商定治疗方案。通常，早期前列腺癌采用手术和根治性放疗，中晚期以内分泌治疗为主。

▌ 早期：根治性手术、放疗

对于临床局限性前列腺癌，即早期或偏早期患者，治疗往往可以达到真正意义上的根治。患者可接受机器人手术、腹腔镜手术等根治性手术，切除整个前列腺及周围一些组织，根除肿瘤。患者也可以接受近距离放疗、三维适形放疗等放射治疗，治愈率与根治手术不相上下。

▌ 中、晚期或复发的患者：内分泌治疗为主

如果癌症已发生转移、不适合手术或放疗，或高龄衰弱患者无法耐受手术时，治疗方案往往以内分泌治疗为主。前列腺癌的内分泌治疗，也称"雄激素剥夺治疗"或"抗雄激素治疗"（androgen deprivation therapy，ADT），本文以下简称 ADT。前列腺是男性特有的器官，其腺体生长和

前列腺癌细胞的生长都需要接受雄激素"睾酮"的滋养。因此，采用手术（如摘除睾丸）或药物的方法，降低体内雄激素水平或拮抗雄激素对前列腺的作用，就可以控制肿瘤发展。促黄体激素释放激素类似物（LHRH）是常用的拮抗雄激素的药物，它的作用是通过减少雄激素上位激素的分泌，来减少雄激素的产生，从而抑制前列腺癌的生长。前列腺癌细胞得不到雄激素的信号，就会停止生长，癌症病灶就会缩小。这种方案在用药后的一定时间内达到了很好的治疗效果。随着治疗时间延长，部分肿瘤会发生"内分泌治疗抵抗"。到这个阶段，现在还有其他更新的药物可以选择尝试。总体来说，目前 ADT 是老年男性前列腺癌的主流治疗方法。

ADT 的不良反应

作为主流治疗方法的 ADT，具有明显的不良反应。这是因为雄激素本身对男性来说具有重要的作用。ADT 使老年男性雄激素水平显著下降，除了抑制前列腺癌的生长，还带来了对全身的广泛影响。ADT 有哪些不良反应呢？

体重增加

体重增加是 ADT 引起的主要代谢变化之一。研究表明，当 ADT 的治疗时间为 3 ～ 12 个月时，体重增加 0.6% ～ 3.8%；另一项研究患者接受 ADT 12 个月、24 个月和 36 个月时，体重增加分别为 1.38 kg、2.57 kg 和 2.30 kg。

▊ 脂代谢与糖代谢异常

多项研究表明，当 ADT 的持续时间为 24 周～ 12 个月时，患者血总胆固醇水平平均增加 3.2% ～ 10.6%，甘油三酯平均增加 3.8% ～ 46.6%。ADT 还影响糖代谢，增加胰岛素抵抗，可能会带来血糖控制恶化及糖尿病发病率升高。

▊ 骨代谢异常

ADT 可增加骨转换和骨丢失，导致骨矿物质密度降低，骨质疏松症或骨折的发生率增加。既往研究表明，骨矿物质密度在第 1 年下降了 2% ～ 8%。据 Lassermillante 团队的荟萃分析报道，实施 ADT 期间，骨质疏松症的患病率为 9% ～ 53%。ADT 的持续时间越长，骨矿物质密度的降低越严重，骨质疏松症的患病率越高。

▊ 肌肉减少和脂肪增多

ADT 会带来肌肉减少。男性的雄激素是男性比女性肌肉更发达的主要原因，ADT 治疗阻断了雄激素的作用，患者的肌肉量明显减少。肌肉量减少带来肌力的下降，对本身躯体能力就下降的老年人来说，肌肉量的下降可能带来活动能力的显著下降，如行走距离的缩短、跌倒风险的增加等。同时，ADT 会增加脂肪积累。不过研究发现，在接受 ADT 的患者中，皮下脂肪中的脂肪组织比内脏脂肪中的脂肪组织更明显，这与代谢综合征常见的内脏脂肪增加不同。

▊ 心血管事件的发生率可能升高

以上这些代谢变化可能会导致心血管不良事件增加，但 ADT 与心血

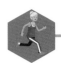

管疾病之间的关联存在争议，各项研究还没有一致的结论。

ADT 与衰弱的关系

治疗前列腺癌的 ADT，会加重老年男性的衰弱。

从上面的介绍可以看出，ADT 带来的肌肉量减少、肌力下降、骨矿物质密度下降、脂肪量增加、活动水平降低、跌倒和骨折风险增加，本身就是衰弱的表现。研究确实显示，前列腺癌患者进行 ADT 可能会加速衰弱。与年龄相关的血清睾酮下降被认为与衰弱的各种表现有关，如能量、肌肉力量和身体机能减弱，ADT 治疗带来的雄激素效应减少，也会增强这些过程。此外，睾酮（睾酮是雄激素的主要成分）缺乏的男性，还存在炎性细胞因子水平的升高（如 IL-6 和 CRP 等），这些炎性因子水平与衰弱程度呈正相关，被认为在介导衰弱的发生和进展中可能有重要作用。高水平的炎性细胞因子导致患者食欲减少，并促进骨骼肌的蛋白质分解代谢，这可能引起患者的营养状况恶化和肌肉质量减少，从而导致体重减轻和肌肉无力，进而发生或加重衰弱综合征。

ADT 的前列腺癌患者如何对抗衰弱？

既然前列腺癌的老年患者需要接受 ADT，而 ADT 又会加重衰弱，那我们有没有办法可以对抗衰弱呢？为了减轻衰弱，专家推荐了以下举措。

评估衰弱状态

通过评估发现、监测衰弱状态是对抗衰弱的第一步。衰弱的评估方

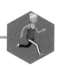

案在本书第二章中有详细的介绍。在接受 ADT 的老年男性患者，可以采用自评量表评估衰弱状态。社区衰弱评估量表是最简洁的自评表之一，也是被《亚太地区老年衰弱管理临床实践指南》所推荐的。但自评量表可能夸大衰弱的程度，这种"夸大"并不影响它发现可能衰弱的老年人。如果患者通过自评量表发现自己"可能衰弱"，就需要到专业的老年医学科医生诊室咨询，进行更专业的正式评估。我们建议老年人至少 1 年进行 1 次衰弱评估，在身体状况发生重大变化时也需要评估。一旦判定为衰弱，本书中介绍的一系列措施都是可以采用的对抗衰弱的好方法。

■ 开始 ADT 之前需要了解的知识

　　在开始 ADT 之前，了解的知识越多，越有利于预防 ADT 的不良反应。如果您或家人可能要接受 ADT，那一定要和医生仔细沟通。医生会预先告知患者 ADT 早期，代谢改变比较明显，前 6 个月也是研究显示发生心血管事件的风险最高的阶段。除心血管事件的风险以外，可能还会有躯体功能下降、骨密度降低等不良反应。了解了这些风险，作为患者和他的医生，可以立即开始行动，通过改良生活方式，必要时药物调整代谢控制药物，以及下面要讲到的方法来准备好应对。

■ ADT 期间的监测或干预

　　在 ADT 期间需要监测身体代谢和体能的变化。ADT 的患者，需要常规地监测体重、血脂、血糖、血压和骨密度。对于高龄患者，或本身处于衰弱或衰弱前期的患者，步行速度、握力等体能指标的监测也非常重要。一方面，发现上述指标的变化，医生和患者可以及时做好应对；另一方面，这些指标的明显变化，也是 ADT 能否耐受的重要指标，对 ADT 的方案设计也具有意义。

▋ 间歇使用 ADT

间歇使用 ADT，就是使用 ADT 一段时间后，加入一段时间的停药期。间歇治疗不等于随意停药，而是在专业医生的指导下进行的一种治疗方案。目前间歇使用 ADT 还没有被治疗指南广泛推荐。现有的研究提示，间歇使用 ADT 可能是对抗衰弱的一个有效的方法。研究发现，与连续使用 ADT 相比，间歇性使用 ADT 可能更适合衰弱的老年人群。2000年，Egawa 等对患有晚期前列腺癌的日本男性进行了一项间歇性 ADT 的试点研究。他们发现，在间歇性 ADT 23 个月后，17 例患者中有 10 例骨矿物质密度与其年龄相符。另一个团队的研究表明，间歇性 ADT 不会降低总体生存率，且患者有更好的性功能。该团队通过评估放疗后，出现前列腺特异性抗原升高并接受间歇或连续 ADT 患者的总生存期和生活质量（QOL）发现，虽然间歇性和连续性 ADT 的患者的中位总生存期没有显著差异，但间歇性治疗更好地改善了患者的生活质量，包括身体功能、疲劳、尿路症状、潮热、性功能和勃起等症状。最近，Rezaei 的团队研究报道称，接受 12 个月间歇 ADT 的患者代谢综合征的发生率为 14.7%，低于连续 ADT 的发生率。这些关于间歇 ADT 的前沿研究结果，有可能会在今后的指南中成为治疗建议。

用适当的运动锻炼对抗 ADT 期间的疲劳感

疲劳感是衰弱的表型之一，ADT 可能会增加患者的疲劳感。研究表明，在接受 ADT 的前列腺癌患者中，约有 40% 会出现疲乏症状。在 ADT 期间，患者的体力活力水平显著下降，也可能与疲劳感有关。疲劳感是衰弱的表现之一。改善疲劳感，可能会改善衰弱状态。

研究表明，运动干预对减少 ADT 中的疲劳具有积极作用。渐进式阻力训练和（或）有氧运动，包括步行 / 慢跑或中高强度骑自行车可以减少或预防疲劳症状。在生活方式干预中，将运动模式与行为 / 饮食干预方法相结合，也可以减少或预防疲劳。短期运动试验表明，抗阻力运动和有氧运动相结合，或单独的抗阻力运动，都可改善放疗及 ADT 带来的疲劳感。此外，研究还发现那些疲劳程度较高或活力水平较低的人从运动干预中获得的改善最好，随着运动次数的增加，疲劳症状逐渐减少，活力水平增加。当以适当的强度和频率进行运动时，疲劳的患者可以从任何形式的锻炼中获益。因此，泌尿科 / 肿瘤科的专家推荐 ADT 的患者进行有氧运动和抗阻力运动干预，以减轻包括疲劳在内的 ADT 不良反应。我们建议对老年 ADT 患者进行个性化的定制的运动干预，把运动干预作为前列腺癌治疗方案的一部分。

小贴士

- 前列腺癌是老年男性中较为高发的肿瘤，其带瘤生存期较长，对这些老年男性患者的照护需要特别关注前列腺癌治疗的不良反应。

- 前列腺癌晚期，ADT 是主流的治疗方法之一。

- ADT 治疗会带来血脂、血糖、骨密度等代谢改变，也会造成肌肉流失。

- ADT 治疗会加重衰弱。

- 前列腺癌患者在 ADT 期间应该评估衰弱状态，关注代谢指标和骨密度，医生在必要时会根据患者状况调整治疗方案。

- 运动能够减轻 ADT 带来的疲劳感，减轻衰弱，个体化的运动方案应该成为前列腺癌治疗的一部分。

（邓灵慧）

参考文献

[1] HAMAYA T，HATAKEYAMA S，MOMOTA M，et al. Association between the baseline frailty and quality of life in patients with prostate cancer（FRAQ-PC study）[J].Int J Clin Oncol，2021，26（1）：199-206.

[2] INGLIS J E，FERNANDEZ I D，VAN WIJNGAARDEN E，et al. Effects of high-dose vitamin d supplementation on phase angle and physical function in patients with prostate cancer on ADT[J].Nutr Cancer，2021，73（10）：1882-1889.

[3] COUDERC A L，MURACCIOLE X，NOUGUEREDE E，et al. HoSAGE：sarcopenia in older patients before and after treatment with androgen deprivation therapy and radiotherapy for prostate cancer[J].J Nutr Health Aging，2020，24（2）：205-209.

[4] NAVARRO-MARTÍNEZ R，SERRANO-CARRASCOSA M，BUIGUES C，et al. Frailty syndrome is associated with changes in peripheral inflammatory markers in prostate cancer patients undergoing androgen deprivation therapy[J].Urol Oncol，2019，37（12）：976-987.

[5] WINTERS-STONE K M，ESTHER M，GRAFF J N，et al. Falls and frailty in prostate cancer survivors：current，past，and never users of androgen deprivation therapy[J].J Am Geriatr Soc，2017，65（7）：1414-1419.

[6] 孙颖浩．吴阶平泌尿外科学 [M].北京：人民卫生出版社，2019.

[7] TAAFFE D R，NEWTON R U，SPRY N，et al. Effects of different exercise modalities on fatigue in prostate cancer patients undergoing androgen deprivation therapy：a year-long randomised controlled trial[J].Eur Urol，2017，72（2）：293-299.

[8] NGUYEN P L，ALIBHAI S M，BASARIA S，et al. Adverse effects of androgen deprivation therapy and strategies to mitigate them[J]. Eur Urol，2014，67（5）：825-836.

[9] STOREY D J，MCLAREN D B，ATKINSON M A，et al. Clinically relevant fatigue in men with hormone-sensitive prostate cancer on long-term androgen deprivation therapy[J]. Ann

Oncol，2012，23（6）：1542-1549.

[10] BOURKE L，SMITH D，STEED L，et al. Exercise for men with prostate cancer：a systematic review and meta-analysis[J]. Eur Urol，2016，69（4）：693-703.

[11] GALVAO D A，TAAFFE D R，SPRY N，et al. Combined resistance and aerobic exercise program reverses muscle loss in men undergoing androgen suppression therapy for prostate cancer without bone metastases：a randomized controlled trial[J]. J Clin Oncol，2010，28（2）：340-347.

[12] CORMIE P，GALVAO D A，SPRY N，et al. Can supervised exercise prevent treatment toxicity in patients with prostate cancer initiating an-drogen-deprivation therapy：a randomised controlled trial[J]. BJU Int，2015，115（2）：256-266.

[13] SEGAL R J，REID R D，COURNEYA K S，et al. Resistance exercise in men receiving androgen deprivation therapy for prostate cancer[J]. J Clin Oncol，2003，21（9）：1653-1659.

[14] SEGAL R J，REID R D，COURNEYA K S，et al. Randomized controlled trial of resistance or aerobic exercise in men receiving radiation therapy for prostate cancer[J]. J Clin Oncol，2009，27（3）：344-351.

[15] BOURKE L，GILBERT S，HOOPER R，et al. Lifestyle changes for improving disease-specific quality of life in sedentary men on long-term androgen-deprivation therapy for advanced prostate cancer：a randomised controlled trial[J]. Eur Urol，2014，65（5）：865-872.

[16] BOURKE L，DOLL H，CRANK H，et al. Lifestyle intervention in men with advanced prostate cancer receiving an- drogen suppression therapy：a feasibility study[J]. Cancer Epidemiol Biomarkers Prev，2011，20（4）：647-657.

[17] ALIBHAI S M，BREUNIS H，TIMILSHINA N，et al. Impact of androgen-deprivation therapy on physical function and quality of life in men with nonmetastatic prostate cancer[J]. J Clin Oncol，2010，28（34）：5038-5045.

[18] BJORNER J B，WALLENSTEIN G V，MARTIN M C，et al. Interpreting score differences

in the SF-36 Vitality scale：using clinical conditions and functional outcomes to define the minimally important difference[J]. Curr Med Res Opin，2007，23（4）：731-739.

[19] RHEE H，NAVARATNAM A，OLEINIKOVA I，et al. A novel liver-targeted testosterone therapy for sarcopenia in androgen deprived men with prostate cancer[J].J Endocr Soc，2021，5（9）：bvab116.

[20] BUIGUES C，NAVARRO-MARTÍNEZ R，SÁNCHEZ-MARTÍNEZ V，et al. Interleukin-6 and lymphocyte count associated and predicted the progression of frailty syndrome in prostate cancer patients undergoing antiandrogen therapy[J].Cancers（Basel），2020，12（7）：1716.

[21] PAN C，JAISWAL A N，ZULIA Y，et al. Prostate tumor-derived GDF11 accelerates androgen deprivation therapy-induced sarcopenia[J].JCI Insight，2020，5（6）：e127018.

[22] CHEUNG A S，TINSON A J，MILEVSKI S V，et al. Persisting adverse body composition changes 2 years after cessation of androgen deprivation therapy for localised prostate cancer[J]. Eur J Endocrinol，2018，179（1）：21-29.

[23] WINTERS-STONE K M，MOE E，GRAFF J N，et al. Falls and frailty in prostate cancer survivors：current，past，and never users of androgen deprivation therapy[J].J Am Geriatr Soc，2017，65（7）：1414-1419.

[24] PAN C，SINGH S，SAHASRABUDHE D M，et al. TGFβ superfamily members mediate androgen deprivation therapy-induced obese frailty in male mice[J].Endocrinology，2016，157（11）：4461-4472.

[25] CHEUNG A S，HOERMANN R，DUPUIS P，et al. Relationships between insulin resistance and frailty with body composition and testosterone in men undergoing androgen deprivation therapy for prostate cancer[J].Eur J Endocrinol，2016，175（3）：229-237.

[26] FOCHT B C，LUCAS A R，GRAINGER E，et al. The individualized diet and exercise adherence pilot trial （IDEA-P）in prostate cancer patients undergoing androgen deprivation therapy：study protocol for a randomized controlled trial[J].Trials，2014，15：354.

[37] AAPRO M S. Management of advanced prostate cancer in senior adults: the new landscape[J]. Oncologist, 2012, 17 (Suppl 1): 16-22.

[28] BYLOW K, HEMMERICH J, MOHILE S G, et al. Obese frailty, physical performance deficits, and falls in older men with biochemical recurrence of prostate cancer on androgen deprivation therapy: a case-control study[J].Urology, 2011, 77 (4): 934-940.

[29] BYLOW K, MOHILE S G, STADLER W M, et al. Does androgen-deprivation therapy accelerate the development of frailty in older men with prostate cancer? a conceptual review[J]. Cancer, 2007, 110 (12): 2604-2613.

[30] MITSUZUKA K, ARAI Y. Metabolic changes in patients with prostate cancer during androgen deprivation therapy[J].Int J Urol, 2018, 25 (1): 45-53.

第二十章　衰弱老年人怎样才能安全手术？

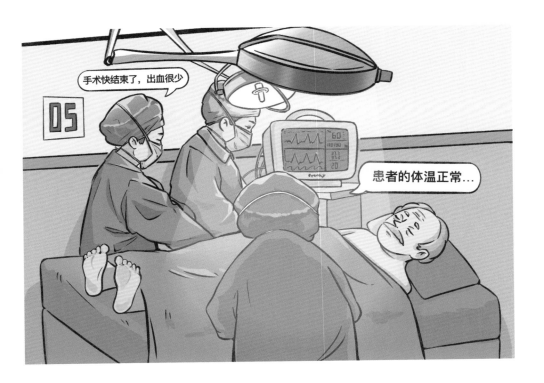

场 景 案 例

　　84 岁的王爷爷，几天前又发烧和上腹痛了。王爷爷有多年的胆囊结石，急性胆囊炎常常发作。有时候发烧、腹痛，不敢吃东西，打针输液以后，总要花十天半月才能慢慢恢复。现在王爷爷吃东西很小心，生怕引发胆囊炎急性发作。随着年龄增加，现在王爷爷更加"虚弱"了。医生以前说过，可以做手术，但是有一定的风险。王爷爷和家人一直犹豫不决。这次发作很厉害，医生又提到可以考虑手术，但要评估风险。王大妈心想："老伴年纪这么大，身体又差，能经受住手术吗？手术后能不能顺利康复？"最后一家人决定进行手术。医生非常谨慎也很周全地安排实施了手术，手术顺利。王爷爷安全地接受了手术。出院以前，医生还详细交代了回家之后的注意事项，安排了门诊复诊。

　　当老年人患上需要手术的疾病时，相信不少老人及其家人都会对是否进行手术治疗怀有深深的困惑，拿不定主意。当老年患者发生某些疾病时，如早期肿瘤、股骨颈骨折、急腹症等，手术是治疗疾病的最佳治疗方案。同时，不少老年人都处于衰弱状态。这些衰弱老年人对手术的承受能力下降，手术治疗并发症风险更高，术后恢复也更慢。那么，衰弱老年人是否能够接受手术治疗？又如何降低围手术期风险、减少并发症、维护术后功能状态呢？

衰弱老年人能否接受手术治疗？

衰弱老年人能否接受手术治疗，需要多方面的考量。专家建议，在决定对衰弱老年人制定手术决策时，医疗团队、患者及其家人，需要考虑以下 6 个方面的问题。

（1）如果不手术，对于健康的影响会很大吗？这个问题是在考量手术治疗的必要性。如果不进行手术治疗，老年人的健康就会严重恶化，或者造成失能、死亡等严重临床后果，那就说明手术必要性较大。

（2）如果进行手术，手术所能达到的效果能达到自己预期吗？并非所有手术治疗都能一次性治愈疾病，还有些手术能改善部分功能或者是姑息性的治疗措施。在决定手术之前，需要充分了解手术能达到的效果和预期的效果是否一致，差距有多大。例如，肿瘤性肠梗阻的手术可能只是解除肠梗阻，但不能根治肿瘤。

（3）老年人手术后会出现躯体功能的丧失吗？对于衰弱老年人来说，这个问题尤其重要。医生在手术前，尤其需要将这种风险和家人充分讨论。衰弱老年人承受手术打击能力明显下降，手术后可能并发肺部感染、营养不良、谵妄等状况，部分患者会出现持续的躯体功能丧失，也就是停留在失能状态无法恢复。这样的临床结局，是在决定手术之前要提前考虑到的。

（4）手术后是否需要长期住院或他人的长期照料？老年患者手术后恢复较慢，往往术后日常生活需要他人的帮助或完全依赖于他人照料，因此需要提前了解，以便在手术前做好充分准备。

（5）医生、患者及其家属对手术是否都做好了充分的准备？手术前医生应对患者的情况进行综合评估，了解老年患者身体情况，做好充分的术前准备；患者与家属积极配合，并保持良好的情绪，不要过于紧张和担心；家属需要帮助患者练习床上翻身、咳痰、床上大小便。

（6）当准确详细地了解了病情后，患者愿意接受手术吗？这个问题是在确定患者对手术的主观意愿。需要注意，患者（及其家属）明确的意愿是建立在准确详细地了解病情以后，而不是对病情和可选的治疗方案不知情的情况下。

当患者仔细冷静地考虑了以上 6 个问题并得到自己的答案后，医生、患者及其家属再来共同商议并决定是否进行手术。

衰弱老年人术前如何减少风险？

手术治疗本身对人体来说是一项应激事件，衰弱老年人生理储备的下降，导致他们对手术的承受能力明显低于普通成人，各种手术相关的风险明显升高。术后并发症发生率及死亡率增加。为了减少手术风险，医疗团队采取的策略是术前评估和针对性的干预。术前对老年患者进行系统的评估，了解老年患者的疾病和功能状态，能帮我们更清楚地估计患者的手术风险，以便对手术进行决策；术前评估更重要的作用是能帮助医生提前调整治疗照护方案，把可调控的风险尽量降低，并对可能的风险事件做好预案。这样就能使老年人的手术更安全地进行。

衰弱的老年患者需要进行哪些术前评估和干预呢？包括疾病和手术

方式相关的专项检查和干预、内科系统评估和干预，以及老年医学评估和干预。前两类评估和干预是所有围手术期人群都需要的，而第三类老年医学评估和干预是衰弱老年患者必须进行的部分。

在内科系统方面，医疗团队会评估心血管系统、呼吸系统、肾脏、内分泌、消化系统等器官系统的常见围手术期风险，以及血栓风险，并针对性地给予预防措施或治疗措施。如患者患有稳定的冠状动脉粥样硬化性心脏病、慢性代偿性心力衰竭、控制良好的房颤、慢性肾功能不全等，通常无须进行过多检查和干预。老年高血压患者不超过 160/100 mmHg 时不需要特殊准备，血压过高者，需选用合适的降压药物控制血压。如血压控制不稳，应延期手术。糖尿病患者手术耐受力差，术前应控制好血糖。大手术患者，术前血糖应控制在 5.6 ～ 11.2 mmol/L 为宜，且要避免低血糖的发生。

老年医学方面的术前评估和干预，也有国际国内权威指南性文件可以遵循。美国老年医学学会（American Geriatrics Society，AGS）和美国外科医生协会（American College of Surgeons，ACS）多次联合颁布了老年手术患者最佳围术期管理的指南，强调老年手术患者的术前评估应涵盖老年患者的特殊问题，如衰弱、谵妄、营养、多病共存、失能等。术前老年医学评估项目清单举例见表 4-20-1。针对评估发现的这些老年医学问题，医疗照护团队可以采取相应的措施。例如，评估发现认知功能下降和其他谵妄风险的老年患者，医生会加强患者定向力的维护、积极控制感染、纠正内环境紊乱、防治便秘、调整睡眠、停用高风险的药物等，以达到减少术后谵妄。再例如，评估发现患者存在营养风险，则医疗团队会启动进一步的营养评估和干预，消除营养风险，从而减少围手术期不良事件。

表 4-20-1　老年患者术前评估项目清单举例

□是否有认知能力下降？
□是否伴有抑郁？
□是否伴有谵妄？术后是否有谵妄风险？
□是否有酗酒或滥用药物？
□是否需要预防血栓？
□是否需要预防感染？
□是否有跌倒情况？
□是否伴有衰弱？
□是否有营养不良？是否有营养风险？
□准确而详细的用药记录，可进行适当的围术期调整，监测药物不良反应
□根据手术危险和诊断需要，进行适合的辅助检查

改编自：MOHANTY S，ROSENTHAL R A，RUSSELL M M，et al. Optimal perioperative management of the geriatric patient：a best practices guideline from the American College of Surgeons NSQIP and the American Geriatrics Society[J]. Journal of the American College of Surgeons，2016，222（5）：930-947.

除了上面医疗照护团队的专业准备，衰弱老年患者在术前，有一些通用的准备工作，值得老人及其家人了解并重视。

（1）心理准备。手术前因为各种担心，均会造成不同程度的焦虑和不安。这些情绪变化会影响机体的免疫力，降低机体的抗病能力，同时降低患者对手术的耐受力，增加术后合并症的发生，从而不利于手术的顺利进行和术后康复。因此，家属要做好患者的坚强后盾，多鼓励支持患者，同时调整好自己的情绪。

（2）生理准备。衰弱老年人由于手术对其造成的打击，术后会有一段时间只能卧床休息，就需要适应在床上大小便，因此术前应进行指导和训练，术后因为伤口疼痛、手术创伤，咳嗽、咳痰都会受到影响，术前应行有关训练。

（3）加强营养，及时纠正营养不良。衰弱常常与营养不良、肌少症同时存在，且手术是一种创伤性的治疗手段，机体从创伤到愈合需要足够的营养和能量。因此，可以补充蛋白质、维生素 D 及钙剂。若术前发现贫血，可补充铁剂、叶酸和维生素 B_{12}。

衰弱老年人术中如何减少风险？

衰弱老年患者在手术中，可以通过麻醉、手术和体温保护等方式来减少风险。

（1）麻醉方式的选择。麻醉用药会对全身产生广泛影响，老年患者有个体差异大的特点，因此麻醉方式的选择应该综合考虑手术类型、时长、需求、老年患者的情况等因素。老年衰弱患者手术麻醉的风险较高，因此麻醉方式建议选择局部麻醉或神经阻滞，可以减少全身麻醉对中枢神经的影响。

（2）手术方式的选择。衰弱老年患者手术方式应尽量选择微创，微创的方式可以减少对老年患者的创伤和出血。

（3）术中的体温保护。老年患者的体温调节功能与成年人相比会出现严重减退，因此术中极易发生低体温。在术中应注意体温保护，术中常规监测体温，可以使用保温毯、热风机、液体加温仪等设备，来维持体温不小于 36 ℃。

衰弱老年人的术后管理

衰弱老年人术后仍然需要严密的医学观察和及时处理围手术期常见不良事件。由于衰弱老年人的"脆弱性"，术后管理尤其需要谨慎仔细，才能做到术后安全。

术后镇痛药物使用

衰弱老年人术后镇痛药物选择更需要谨慎权衡利弊。衰弱老年患者药代学和药动学较年轻人发生了改变；多病共存带来的多重用药，增加了药物相互作用的风险；镇痛药物的部分不良反应在老年人群中更严重。这些挑战是医生在对衰弱老年患者术后镇痛管理中必须应对的。有经验的老年医学照护团队能够胜任这样的工作。

预防肺部并发症

肺部并发症是外科医生对老年患者手术安全性的最大担忧之一。除了术后良好的呼吸道管理，老年医学团队对吞咽、营养和躯体功能的管理，能够预防或减少肺部并发症。

预防血栓形成

对于下肢静脉血栓低风险的手术患者，术后应该及时启动血栓的物理预防。对于高风险的患者，如进行了人工关节置换等骨科手术的老年患者，常常需要使用抗凝药物。

▌避免跌倒

　　老年患者术后功能状态常常会较术前变差，加上对医院环境的陌生，容易发生跌倒。因此，老年患者在术后早期下地活动时，应注意看护、预防跌倒和坠床。注意观察老年人的神志和意识状态，是否有血容量不足、低血压，是否需要频繁如厕，是否行动不便或有步态异常，是否使用了中枢神经系统药物，是否有视力障碍等。

▌术后营养

　　老年患者术后如不能马上恢复正常进食，需及时提供短期肠外营养等营养治疗。经口进食困难的患者，需要置管进行肠内营养。衰弱的老年患者术后早期介入营养干预，能够改善预后。

▌躯体功能状况

　　康复治疗早期介入衰弱老年患者的术后干预，能有效地维持患者的躯体功能，改善术后的日常生活能力。医疗团队、老年患者及其家人都需要充分认识到早期康复治疗的重要性，才能将早期康复落到实处，真正让患者获益。

衰弱老年人出院后的注意事项

　　衰弱老年患者术后较长一段时间内仍然容易发生各种不良事件，如跌倒、感染、慢性病急性加重、营养不良、功能下降等，这种现象也被称为出院后综合征。这些衰弱老年人，实际上需要连续性的老年医学照护，即医疗、护理、康复、营养等全方位的照护。连续性的老年医学照护能减少衰弱老年人的再住院。对患者及其家人来说，出院时应该保留详细的出院小结，与后续负责的医务人员及时沟通，积极实施居家照护中的注意事项，如正确的药物用法用量、症状观察、按时复诊、适宜的康复锻炼，以及合理的饮食及营养等。

衰弱老年人通过术前、术中和术后周密的综合照护的举措，能够更加安全地完成手术。

小贴士

- 衰弱老年人决定是否手术，需要考虑6个方面的问题，由患者、家人和医生共同沟通商讨，才能决定是否进行手术。
- 衰弱老年人术前需要综合评估，并做好周密的准备。
- 衰弱老年人术中管理要重视麻醉与手术方式选择和体温保护。
- 衰弱老年人术后需要严密监测，注重疼痛管理、预防肺部并发症、预防血栓、避免跌倒、营养干预、尽早康复治疗，促进术后恢复。
- 衰弱老年人术后出院后，需要做好连续性照护的安排，实施合理的居家照护，巩固手术的成果。

（肖宇婷）